H. Enke/H. Pohlmeier (Hrsg.)
Psychosoziale Rehabilitation

Psychosoziale Rehabilitation

Überlegungen und Untersuchungen von Sozialmedizin, Sozialpsychiatrie, Medizinsoziologie und Sozialpsychologie für das 3. und 4. Reisensburg-Gespräch

Mit Beiträgen von

W. Ahlbrecht · V. Antons-Brandi · M. Bauer
H. Enke · E. Enke-Ferchland · W. Gercke
R. Göllner · M. J. Halhuber · A. Kramer · Ch. Mäurer
B. Malzahn · C. Menschig · H. Pohlmeier
M. Richartz · D. Schmädel · J. Siegrist
V. Tobiasch · J. v. Troschke · W. Widok

Herausgeber

Helmut Enke
Hermann Pohlmeier

HIPPOKRATES VERLAG STUTTGART

ISBN 3 — 7773 — 0328 — 3

Alle Rechte, auch die des auszugsweisen Nachdrucks, der fotomechanischen Wiedergabe und der Übersetzung vorbehalten. Kein Teil des Werkes darf in irgendeiner Form (Fotokopie, Mikrofilm oder ein anderes Verfahren) ohne Genehmigung des Verlags vervielfältigt werden. © Hippokrates Verlag GmbH, Stuttgart 1973. Printed in Germany 1973. Druckerei: Brönner & Daentler KG, Eichstätt

Inhalt

Vorwort der Herausgeber 7

I. Sozialmedizin und Rehabilitation

Gercke, W.: Sozialmedizinische Aspekte der Rehabilitation 9
Richartz, M. u. Bauer, M.: Rehabilitative und präventive Möglichkeiten in der Psychiatrie 25
Tobiasch, V.: Rehabilitation und Gerichtsbarkeit 35
Ahlbrecht, W.: Rehabilitation psychosomatisch erkrankter Patienten im Rentenverfahren 41
Halhuber, M. J.: Gesundheitspolitische Aspekte von Langzeitstudien und ihre Bedeutung in der Rehabilitation 46

II. Zusammensetzung des Krankenguts zur Durchführung von Heilverfahren

Schmädel, D.: Der gesetzliche Auftrag zum Heilverfahren in Kuranstalten der Rentenversicherungsträger 50
Menschig, C.: Diagnostische und sozialmedizinische Gesichtspunkte bei der Auswahl zum Heilverfahren 58
Mäurer, Ch.: Psychosomatik und medizinische Technik — Erwägungen zur Zusammensetzung des Krankenguts für Heilverfahren 60
Enke-Ferchland, E.: Patientengruppen — Sozialpsychologische Gesichtspunkte bei ihrer Zusammenstellung 66

III. Untersuchungsergebnisse

Troschke, J. v.: Psychische Probleme und soziales Verhalten von Kurpatienten 70
Malzahn, B.: Alter und Diagnose — Ergebnisse einer psychodiagnostischen Untersuchung 82
Antons-Brandi, V.: Das Image der Übergewichtigen — die Bedeutung von Bildung und Gesundheitserziehung 90
Göllner, R: Die Überprüfung von Kurerfolgen 99
Widok, W.: Planung und Durchführung psychotherapeutischer Katamneseerhebung 110
Kramer, A. und Siegrist, J.: Soziale Schicht und Krankheitsverhalten — eine Kontrollstudie 119
Pohlmeier, H.: Ergebnisse psychosozialer Forschung zur Rehabilitation — Pensionierung, Alkohol, Freizeit, Belastung, Krankheitsverhalten, Depression . . 132

IV. Folgerungen

ENKE, H.: Chancen des Kurwesens 141

V. Anhang

Autorenverzeichnis 147

Teilnehmerverzeichnis 147

Literaturverzeichnis 153

Vorwort der Herausgeber

Rehabilitation ist zu einem Schlüsselbegriff der Medizin geworden. Ursprünglich bezeichnete das Wort eine spezifische therapeutische Methode der Chirurgie bzw. Orthopädie, die auf die Wiederherstellung beschädigter, zu uneingeschränkter Bewegung benötigter Gliedmaßen zielte. Heute ist erkannt, daß praktische Medizin immer die Bemühung um die Wiederherstellung beschädigter und eingeschränkter Bewegungsfreiheit und die Erfahrung der Chirurgie und Orthopädie zu verallgemeinern ist: daß nämlich eine solche Heilung nicht auf die kurze Zeitspanne eines akuten ambulanten oder stationären ärztlichen Eingriffs beschränkt bleibt, sondern nachsorgend und vorsorgend geschieht. Vor allem auch die Innere Medizin und die Psychiatrie haben hier neue Möglichkeiten zum Bewältigen des Problems langer Krankheitsverläufe entdeckt.
Rehabilitation ist auch ein Schlüsselwort für die Abteilung Medizin-Soziologie und Sozialpsychologie an der Universität Ulm geworden. Seit ihrem Bestehen, das auf das Jahr 1967 zurückgeht, war das Forschungsziel dieser Gruppe die empirische Überprüfung von Maßnahmen, Möglichkeiten und den vielen Implikationen von Rehabilitation. Dabei lag der Schwerpunkt des Interesses gemäß der Zusammensetzung der Mitarbeiter aus Psychiatern, Psychosomatikern, Psychotherapeuten, Psychologen und Soziologen auf der psychosozialen Seite der Rehabilitation. Hier war ja auch Forschung besonders angezeigt, weil erst jetzt sich Methoden zu entwickeln beginnen, bisher unbekannte und ungewogene Faktoren zu benennen, die für Rehabilitation in allen Bereichen der Medizin maßgeblich sind.
Diese Arbeit wird seit der genannten Zeit in dankenswertester Weise von einer Gruppe in Rehabilitation Tätiger unterstützt: von den zuständigen Abteilungen der BfA, von der Geschäftsführung der LVA Württemberg und von allen in diesen Gremien Arbeitenden, einschließlich der LVA Baden. Besonders wertvoll und die Untersuchungsarbeit erst ermöglichend ist die Unterstützung der leitenden Ärzte und ihrer Mitarbeiter in den Kurkliniken. Die Zusammenarbeit begann mit den staatlich anerkannten privaten Krankenanstalten in Neutrauchburg bei Isny im Allgäu, mit denen die Universitätsabteilung eine ständige Forschungstätigkeit verbindet. Die besondere Förderung breit angelegter Forschungen verdankt die Abteilung der LVA Württemberg.
Eine ähnlich lange Tradition haben in diesem Zusammenhang die Reisensburggespräche. Es wurde fester Bestandteil der genannten Forschungsarbeit, die Unter-

suchungsergebnisse unter allen Beteiligten und einem weiteren Kreis von Interessenten in einer zweitägigen Klausur zu diskutieren. Nach den vor zwei Jahren publizierten ersten beiden Reisensburg-Gesprächen legen wir nun das 3. und 4. vor, die am 28./29. November 1969 und am 18./19. Juni 1971 stattfanden. Dabei sind wir diesmal davon ausgegangen, sowohl den unmittelbar Beteiligten an der Rehabilitation in und um Ulm eine Orientierung zu geben als auch zur Rehabilitationsforschung überhaupt einen Beitrag zu leisten. So sind Überlegungen und Ergebnisse aus verschiedenen sich ergänzenden Bereichen zum Thema zusammengestellt und verleihen dem Buch unter bewußter Auslassung vieler anregender und bedeutender Diskussionsbemerkungen einen in jedem Sinne überregionalen und interdisziplinären Charakter.

Die Reisensburg bleibt mit den Namen LUDWIG HEILMEYER, der sie für die Wissenschaft gewann, und GEORG FÜRST WALDBURG-ZEIL, der durch seine Initiative viele andere ermunterte, den Wiederaufbau zu ermöglichen, für immer verbunden. Längst ist die Burg über die lokale Bedeutung für die Universität Ulm hinaus in Wahrung und Verwirklichung der Gründungsideen durch die jetzt Verantwortlichen, insbesondere THEODOR FLIEDNER, ein Ort interdisziplinärer Auseinandersetzung geworden. Dies spiegelt auch das vorliegende Buch wider: Die Beiträge aus verschiedenen Disziplinen zwischen Psychiatrie, Medizin, Psychologie und Soziologie richten sich an alle, die in irgendeinem Bereich mit Rehabilitation zu tun haben.

Ulm/Reisensburg, Mai 1972   H. ENKE und H. POHLMEIER

I. Sozialmedizin und Rehabilitation

Sozialmedizinische Aspekte der Rehabilitation

W. Gercke

Vor 15 Jahren gab der Gesetzgeber in den Rentenversicherungsneuregelungsgesetzen für die Arbeiter-, Angestellten- und Knappschaftsversicherung den *Gesetzesauftrag* zur Durchführung von Präventions- und Rehabilitationsmaßnahmen — in der Sprache des Gesetzes zu Maßnahmen der Erhaltung, Besserung und Wiederherstellung der Erwerbsfähigkeit.
Dieser Gesetzesauftrag stand im Zeichen
1. eines verlorenen Zweiten Weltkrieges mit 2,2 Millionen Kriegsbeschädigten, die man nicht — wie vergleichsweise nach dem Ersten Weltkrieg — mit KB-Rente abgefunden sich selbst und einem Pförtnerschicksal überlassen hatte;
2. einer *sozialgesellschaftlichen Umschichtung*, durch die Anspruchs- und Leistungsdifferenzierungen zwischen Angestellten und Arbeitern beseitigt wurden;
3. einer unvorstellbar schnellen *technischen Entwicklung* — beinahe einer «technischen Revolution» ähnlich — *durch* Automation, Elektronik, neue Fertigungsverfahren u. a. m. und schließlich
4. einer stürmischen *Entwicklung der Medizin*, der Diagnostik und Therapie in fast allen einzelnen Fachdisziplinen.

15 Jahre sind — historisch für ein Volk — eine belanglose Zeit. Für die lebenden Generationen sind 15 Jahre jedoch durchaus ein Anlaß und Grund, aus Bilanzen zur Vergangenheit Erkenntnisse und *Aspekte für die Zukunft* zu gewinnen. Bei solcher Betrachtung könnten nackte Zahlen zur Selbstzufriedenheit auffordern, die es jedoch — bei aller Anerkennung des bisher von allen Beteiligten Geleisteten — auf einem so dynamischen Gebiet wie dem der Rehabilitation einfach nicht geben kann und darf.
Es zeigt sich immer wieder, daß mit dem Terminus «Rehabilitation» bewußt oder unbewußt Mißbrauch getrieben wird. Daher erscheint es mir berechtigt, *terminologische* Kurzabklärungen zu bringen, die zum Verständnis der dann folgenden analytischen Betrachtungen schlichtweg nötig sind.

Sozialmedizin und Rehabilitation

Rehabilitation ist keinesfalls,

wenn ein namhaftes pharmazeutisches Werk ein neuentwickeltes Präparat unter dem fett gedruckten Text anpreist «Rehabilitation der kranken Leberzelle durch...»;

wenn ein anderes, ebenfalls namhaftes pharmazeutisches Werk ein Spasmolytikum gegen Magenerkrankungen — in seine Substanzen zergliedert — nun unter der Fettüberschrift «Rehabilitation: Calcium-Carbonicum (600 mg)» anbietet.

Rehabilitation ist aber auch ebensowenig, wenn ein süddeutscher Fachinternist in einer großen deutschen Tageszeitung ein Inserat betitelt:

«Gesundheit — auch im Alter — durch... Kur in der... Klinik, Privatklinik für innere Krankheiten, Rehabilitationsklinik für Alterskrankheiten und Arteriosklerose, spezielle Herzleiden, Hochdruck, Schlaganfall, arterielle Durchblutungsstörungen, auch degenerative Augenleiden, Stoffwechselstörungen..., Behandlungsakkord von Klima, Ernährung, Bewegungen, Übung, klinische Balneologie inklusive Jodbädern.»

Der Katalog derartiger Entgleisungen im Zusammenhang mit dem sehr umfassenden und komplexen Begriff der Rehabilitation ließe sich verbreitern, was unschwer tagtäglich in der Laien- und medizinischen Fachpresse festzustellen ist.

Als *Rehabilitation* im weitesten Sinne sehen wir eine Aufgabe an, die dem Menschen — gleich welchen Alters oder Geschlechtes — zu dienen hat, um ihm im Rahmen des Möglichen ein Optimum an körperlichem, geistig-seelischem und sozialem Wohlbefinden zu verschaffen bzw. wieder zu verschaffen.

Rehabilitation ist ein komplexer *Auftrag an die Gesellschaft,* sie ist terminal stets auf das *Individuum* gerichtet. Sie ist niemals primär institutionell gebunden. Durch Rehabilitation soll Menschen, die körperlich, geistig oder seelisch behindert sind, geholfen werden, die Folgen oder Erscheinungen dieser Behinderungen zu überwinden, soweit sie dies aus eigener Kraft nicht können. Rehabilitation ist *Hilfe zur Selbsthilfe,* um in der Gemeinschaft in Arbeit, Beruf und Gesellschaft eigenständig bestehen zu können.

Als *Sozialmedizin* habe ich 1962 die Wissenschaft bezeichnet, die den Einfluß des Kollektivs auf Gesundheit und Krankheit des einzelnen — und umgekehrt, den Einfluß von Krankheiten des einzelnen auf die Allgemeinheit zu erforschen hat. Die Sozialmedizin ist als *Querschnittswissenschaft* unzweifelhaft die Mutter zahlreicher anderer Fächer, die — aus welchen Gründen auch immer — eine weitgehende Verselbständigung erfahren haben, wie das insbesondere für die Arbeits-, Versicherungs- und Versorgungsmedizin gilt. Sozialmedizin und Versicherungsmedizin sind aber integrierende Bestandteile aller Zweige des deutschen sozialen Sicherheitssystems.

Auf die sehr umfängliche Darstellung der *Gesetzesgrundlagen zur Rehabilitation* muß ich hier verzichten. Darüber hinaus muß ich auch das außerordentlich interessante Gebiet der Rehabilitation geistig-körperlich oder seelisch behinderter *Kinder und Jugendlicher* ebenfalls übergehen. Ich muß mich in den folgenden Ausführungen ausschließlich auf das *erwerbsmäßige Alter*, das heißt, die Zeit vom Beginn der Versicherungspflicht bis zu ihrem Ende, dem gesetzesbedingten Altersruhestand beschränken. Bedeutsam erscheint mir an dieser Stelle jedoch noch der Hinweis, daß der Gesetzgeber in den die Rehabilitation betreffenden Gesetzen es bewußt und betont unterlassen hat, von Maßnahmen zur Erhaltung, Besserung oder Wiederherstellung der «*Gesundheit*» zu sprechen, statt dessen das Wort «*Erwerbsfähigkeit*» benutzt.

Sozialmedizinische Aspekte der Rehabilitation

Nichts kann die Bedeutung der Rehabilitation für Individuum, Gemeinschaft, Volks- und Versicherungswirtschaft sozialmedizinisch prägnanter darstellen als das Schlagwort «*Rehabilitation vor Rente*». Wie weit dieses Schlagwort optimal praktiziert wird oder nicht, bleibt der kommenden Analyse vorbehalten.

Dennoch erscheint es – von diesem Schlagwort «Rehabilitation vor Rente» ausgehend, angebracht, den *Gegensatz zum früheren Denken* (und teilweise auch heutigen noch) darzustellen: die frühere Arbeitswelt kannte bei Verlust der Fähigkeit, den erlernten Beruf weiter auszuführen, nur die sogenannten «*Invalidenberufe*» und demzufolge auch als das ärztlich-kurativ-schulmedizinische Denken im Falle der Nichtmehr-Wiederherstellung der ehemaligen Integrität und Leistungsfähigkeit die *Rente* als der Weisheit letzte Schluß. Die Rehabilitation ist daher von ihrer Ideologie her das genaue *Gegenteil des Rentendenkens* – in gewisser Beziehung sind Rehabilitation einerseits, Rente andererseits Pole, zwischen denen das Streben des betroffenen Menschen ebenso pendelt wie das Denken der Medizin, des Behandlers und des Begutachters.

Vom Methodischen her steht historisch und auch zeitlich heute noch im *Aufbau der Sozialversicherungsträger manches* entgegen, dem Grundsatz «Rehabilitation vor Rente» volle Anerkennung zu verschaffen. Hier ist es einmal die Tatsache, daß der sogenannte *Leistungs- oder Versicherungsfall* im Sozialrecht sich stets an den *Negativ-Feststellungen* ausrichtete und auch heute noch ausrichtet, so der Arbeits*un*fähigkeit, der Berufs- bzw. Erwerbs*un*fähigkeit, der *Minderung* der Erwerbsfähigkeit, der *verminderten* bergmännischen Berufsfähigkeit u. a. m. Negativ-Feststellungen als Voraussetzung zur Rente, als Voraussetzung des Lastenausgleichs, als Voraussetzung des Krankengeldes und vieler anderer Sozialleistungen. Die Gutachterdienste waren zu sehr erzogen, im *Finale der Leistungs-*

voraussetzung zu denken, und befinden sich noch im Umdenkungsprozeß eines primären Erforschens und Ermittelns der Leistungsvoraussetzung für eine über das Medizinische hinausgehende berufliche Rehabilitation. Diesem zur Begründung des Leistungs- und Versicherungsfalles auch heute noch notwendigen *negativen Leistungsbild* ist in jedem Falle zur Praktizierung einer sinnvollen Rehabilitation keineswegs nur durch den medizinischen Sachverständigen, sondern durch die Gesamtärzteschaft stets vor Augen zu halten: wie ist das *verbliebene Leistungsvermögen*, welches *positive Leistungsbild* bietet der Patient, der kranke Versicherte, welche Bildungs-, Entwicklungs- und Förderungsmöglichkeiten sind hier gegeben?

Daß dieses weit über das erlernte schulmedizinische Wissen hinausgehende Denken in soziale, soziologische, psychische, psychologische, pädagogische, technologische Bereiche als echter *finaler Mentalitätsprozeß* Zeit braucht, ist jedem Einsichtigen klar. Dennoch muß man nunmehr nach 15 Jahren der gesetzlichen Einführung von Rehabilitationsmaßnahmen erwarten, daß keineswegs nur etwa die sozialmedizinischen Dienste, ganz im Gegenteil die primär tätig werdende *behandelnde Ärzteschaft* sich intensiv mit diesen Fragen befaßt. Dies erscheint allein deswegen schon bedeutsam, weil unverkennbar ist, daß die Fachgebiete der *Soziologie und Psychologie*, die zum Teil selbst noch keinen gesicherten Standort in unserer Gesellschaft haben, bemüht sind, in diese *Lücke der Rehabilitation* einzubrechen. Das muß die gesamte Ärzteschaft erkennen, wenn es nicht eines Tages ein böses Erwachen geben soll. Es bestehen leider heute schon Anzeichen dafür, daß bestimmte Kreise der Psychologie und Soziologie zur Rehabilitation und der Art ihrer Durchführung Primär-Ansprüche anmelden, die den Arzt in das zweite Glied oder in die Rolle des Erfüllungsgehilfen stellen wollen.

Am Anfang jeder Rehabilitationsmaßnahme hat – was eigentlich unstrittig sein sollte – eine gründliche, subtile *Differential- und Leistungsdiagnostik* zu stehen. Ohne diese, d. h. ohne weitestgehende Ausschaltung nicht erkannter morphologischer oder funktioneller Prozesse, ist jede Rehabilitation oberflächlich, zu verurteilen und ökonomisch nicht zu verantworten. Die Bundesrepublik Deutschland zählt bei einer Bevölkerung von 61,5 Millionen Menschen 4 Millionen *Behinderte*. Von diesen sind 1,5 Millionen *Frühinvalide*, und man rechnet mit einem jährlichen *Zugang* von 100 000 Versicherten als Rentner und 50 000 bis 60 000 körperlich und/oder geistig behinderten Kindern.

Wer ist zur Rehabilitation berufen, wer verpflichtet und wer hat sie durchzuführen?

Es kann heute kein Arzt, gleich wo er auch immer tätig ist, aber auch kein Versicherter, Elternteil, Verwaltungsbeamter oder wer auch immer sagen: ich weiß nicht, wer dafür *zuständig* ist. Inaugurativ sollte, da wohl kein Zweiter von berufswegen so prädestiniert, der *Arzt kraft seiner Berufsverpflichtungen* tätig werden — gleich ob es sich um das geistig oder körperlich behinderte Kind, den Jugendlichen oder den im Berufsleben stehenden Versicherten handelt. Die Frage der *Kostenzuständigkeit* ist — so undurchsichtig sie auch dem Außenstehenden manchmal sein mag — gesichert durch den prinzipiellen Aufbau des *Systems unserer sozialen Sicherung:* Bundesgesetzliches Versicherungswesen mit Kranken-, Unfall-, Rentenversicherung und Arbeitsverwaltung, das Versorgungswesen und schließlich die Sozialhilfe. Soweit die Ärzteschaft hierzu besonders angesprochen ist — und sie ist es generell und ausnahmslos —, werde ich später noch Ausführungen zur Besonderheit der Stellung des Allgemeinmediziners, des Praktikers, des Haus- und Familienarztes machen. Sicher ist aber: die *Inauguration* jeder medizinischen und/oder beruflichen Rehabilitation sollte vom Arzt — wo auch immer — ausgehen.

In der Bundesrepublik Deutschland werden — nach dem letztjährigen Stand 1970 — rund 750 000 *medizinische* und über 30 000 *berufliche Rehabilitationsmaßnahmen* bei Rentenversicherten durchgeführt. Hier erscheint — wenngleich auch Rehabilitation ein kontinuierlicher und terminal ausgerichteter Vorgang ist und sein soll — erwähnenswert, daß die Untergliederung in medizinische, berufliche Rehabilitation und Sozialbetreuung ablauftechnischen und praktischen Erwägungen und Notwendigkeiten entspricht. Der weitaus größte Teil aller Rehabilitations-Bedürftigen nimmt nach Durchführung medizinischer *Heilbehandlung* seinen alten Arbeitsplatz und seine alte bisherige Berufstätigkeit wieder ein. Nur 4 % bedürfen weitergehender *berufsfördernder Maßnahmen* wie Änderung des Arbeitsplatzes, Anlernung an einem neuen Arbeitsplatz oder berufliche Umschulung.

Aus unseren bisherigen Erfahrungen, die wir in zahlreichen *Berufsförderungswerken,* besonders in Heidelberg und Schömberg, getätigt haben, erscheint außerordentlich interessant, daß 75 % aller Behinderten im Alter zwischen 16 und 55 Jahren für die Ausbildung in einem neuen Beruf geeignet sind. Bei 80 % dieser 75 % Behinderten ist es sogar möglich, sie aufgrund ihrer *Bildungsreserven,* die nur zu oft nicht bekannt waren, mit Erfolg zu beruflichem und sozialem Aufstieg zu bringen. Zur Zeit laufende Erhebungen bestätigen umfangreiche Untersuchungen der USA, daß Behinderte zuverlässiger sind, regelmäßiger zur Arbeit kommen als Gesunde, daß sie ihren Arbeitsplatz seltener wechseln und daß sie weniger Arbeitsunfälle haben.

An dieser Stelle sei auch ein *ökonomischer Faktor* erwähnt, wie er sich der Statistik des Berufsförderungswerkes Heidelberg darstellt: eine 14 Monate dauernde Berufsförderungsmaßnahme *kostet* durchschnittlich 10 000,— DM. Auf der anderen Seite werden dagegen im Durchschnitt über 83 000,— DM an Renten und Sozialleistungen *eingespart* und 384 000,– DM als Beitrag zum Bruttosozialprodukt *gewonnen*. Mit anderen Worten: eine einzige erfolgreiche medizinische und berufliche Rehabilitation bedeutet für die *Volkswirtschaft einen Durchschnittsgewinn* von mehr als 457 000,– DM. Jede Rehabilitation, eine medizinische allein oder eine medizinisch und berufliche Rehabilitation, muß sich jedoch an den *Methoden der modernen Erwachsenenausbildung* orientieren. Durch sie soll nicht nur ein *Dauerarbeitsplatz*, sondern der berufliche und soziale Aufstieg des Behinderten über den früher gehaltenen Status hinaus angestrebt werden. Der Rehabilitationsplan darf deshalb nicht allein auf die gegenwärtigen Verhältnisse abgestimmt werden. Es müssen die *Berufserwartungen kommender Jahre* berücksichtigt werden. Dem Arzt, der die *ausbildungsbegleitende Heilbehandlung* des Behinderten lenkt, kommt eine zentrale Funktion im Rehabilitationsprozeß zu. Die berufliche Rehabilitation erfordert zugleich aber ein hohes Maß an *Zusammenarbeit* zwischen Ärzten, Psychologen, Sozialbetreuern, Technikern, Berufsberatern, Pädagogen u. a. Fachleuten. Berufliche Rehabilitation erfordert eine Prospektivität der *Ausbildungsberufe*, dies erst recht, wenn man zugrunde legen muß, daß – unter Verzicht frühzeitiger Berentung – der Behinderte im Wettbewerb des Arbeitsmarktes seinen Mann stehen muß. Nochmals: Rente soll nur am Ende der Ausschöpfung aller Rehabilitationsmöglichkeiten stehen.

Sozialmedizinische Aspekte der Rehabilitation grundsätzlicher Art

Die Aufgabenstellung der «Rehabilitation vor Rente» besitzt *subsidiäre Sichten*: Allem vorweg steht der humanitäre, christliche und gesellschaftliche Auftrag. Dem schließlich folgt das soziologische Faktum, das überwiegend im Selbstwert der Arbeit, des Schaffens gegenüber dem passiven Rentnerleben zu suchen ist – erst dann kommen alle anderen versicherungs- und volkswirtschaftlichen Überlegungen. Eine *Indikation* aus biologischen Gründen zu Heil- oder berufsfördernden Maßnahmen kann und darf nur stets eine absolute sein – niemals eine zeitgebundene relative. Wenn dieser Grundsatz nicht von allen Beteiligten – Gesetzgebern, Verwaltungen, Ärzten, Institutionen u. a. – beachtet wird, besteht die ernste Gefahr, daß die so unbedingt notwendige *Infiltrierung des Gedankengutes* der Rehabilitation in die Masse der arbeitenden Bevölkerung und die Ärzteschaft mißlingen wird, ja mißlingen muß. Krankheit bedeutet Leistungseinschränkung, Leistungsminderung oder -unfähigkeit und löst damit *soziale Probleme* aus. Dadurch aber ist die Medizin auch soziologischen Gehalts, weil von der Beseitigung der Krankheit der *Effekt des Leistungszuwachses* und der Leistungswiedererlangung abhängt. Die *Grenzen* jedoch der ausschließlich medizinischen Gesundheits- und Heilmaßnahmen sind oft in dem Charakter des Schadens und seines

Verlaufs zu suchen — und hier ist der späteste Zeitpunkt, an dem als Mittel einer medizinisch nicht mehr möglichen Wiederherstellung die *Zuhilfenahme berufsfördernder Maßnahmen* zum Zwecke einer Rehabilitation Platz greifen muß. Unstreitig genügen in vielen Fällen ausschließlich medizinische Maßnahmen — ebenso unstreitig gibt es Fälle eines *Übergangs* von der medizinischen zur beruflichen Rehabilitation. Ganz besondere Beachtung aber verdient der *nosologische Faktor* des falschen Arbeitseinsatzes, der auf dem Umweg über eine permanente und stete Überforderung früher oder später zum Zusammenbruch führen muß und dann — wenn nicht rechtzeitig berufsfördernde Maßnahmen ergriffen wurden — am Ende die vorzeitige Rente wegen Berufs- oder Erwerbsunfähigkeit notwendig macht.

Medizinische Rehabilitationsmaßnahmen, die ja fast in aller Regel von Ärzten ausgehen, können in *verschiedensten Formen* durchgeführt werden: als klinisch-stationäre Heilbehandlung in Universitätskliniken, Spezialkliniken der Versicherungsträger, Rehabilitationskliniken oder Zentren für bestimmte Erkrankungen oder sonstigen stationären Einrichtungen, selten und in besonderen Fällen auch als sogenannte freie Kuren. Diese Maßnahmen können als *Kurzzeit*maßnahmen, als *Langzeit*-Heilbehandlung (wie bei Tuberkulosen, Lebererkrankungen u. ä.) durchgeführt werden. Sie können einmalig, sie können rezidivierend nötig sein und erfolgen. Das Spektrum ist hier so breit und umfassend, daß jede Schablonisierung und *Normung* dem Wesen biologischer Abläufe ebenso wie psycho-soziologischen Gegebenheiten des Individuums im Wege stehen.

Rehabilitation war nicht, ist nicht und wird *nie Selbstzweck* sein. Das zu betonen, erscheint mir insofern bedeutsam, als zahlreiche *Wirtschaftszweige* in unserer Bundesrepublik Deutschland der naiven Auffassung sind, daß die vom Gesetzgeber geforderten Präventions- und Rehabilitationsmaßnahmen Grundlage ihrer eigenen Existenz und der ihrer Berufsgruppen sein müßten. Ich erspare mir hier, detaillierte Aussagen zu machen — dennoch fühle ich mich verpflichtet, gegenüber der völlig mißbräuchlichen Auslegung der Zielsetzung auf diese seit Beginn der Rentenneuregelungsgesetze und erneut zunehmende Verfälschung der Rehabilitationsaufgabe durch *privatwirtschaftliche Interessen* hinzuweisen.

Zur *Persönlichkeit* des Rehabilitanden, der über die medizinische Heilbehandlung hinaus berufsfördernde Maßnahmen erhalten soll, zeichnet sich nach aller Erfahrung ab, daß die *Intelligenz- und Bildungsreserven* bei der Masse unserer versicherten Patienten wesentlich größer sind, als selbst Fachleute zu hoffen gewagt haben. Die Prämisse jeder erfolgsbetonten beruflichen Rehabilitation hat die Persönlichkeit zu sein: ihr *Wille*, ihre *Einsicht* in die gesundheitliche Behinderung, ihre *soziale Grundeinstellung*. Es liegt daher auf der Hand, daß der *primäre Rentenbewerber* — in der diskriminierenden Sprache als «Rentenjäger» bezeichnet, von denen es allerdings wesentlich weniger Menschen gibt, als manche Leute glauben machen wollen!, kein geeigneter Rehabilitand für Berufsförderungsmaßnahmen ist.

Vom *Alter* her muß ebenfalls eine weithin vertretene Fehlvorstellung korrigiert werden: es ist unschwer möglich – Persönlichkeit, Wille und Bildungsfähigkeit vorausgesetzt – Behinderte bis zum 55. Lebensjahr umzuschulen. Das Gros unserer beruflichen Rehabilitanden befindet sich im 4. und 5. Lebensjahrzehnt. Bedauerlich ist, daß die *Frauen und ältere Menschen* bisher von der Behindertenberufsausbildung weitestgehend noch ausgeschlossen sind. So wurden von 870 000 behinderten Frauen in der Bundesrepublik Deutschland nach statistischen Berechnungen jährlich nur etwa 105 beruflich ausgebildet. Hier spielen vorwiegend soziologische, aber auch psychologische Probleme und nicht zuletzt ein gerüttelt Maß an Voreingenommenheit der Männerwelt eine Rolle, die es noch zu klären und zu überwinden gilt.

Gleich ob es sich um eine ausschließlich medizinische Rehabilitationsmaßnahme oder eine gleichzeitige oder anschließend erfolgende Berufsförderungsmaßnahme handelt, sollte der eherne Grundsatz gelten, daß ausschließlich *hochqualifizierte Einrichtungen* für diese Aufgaben an dem und für den Menschen in Anspruch genommen werden. Die Zeit nach den Neuregelungsgesetzen, in denen durch den erheblichen *Nachholbedarf* zweit- und drittklassige Einrichtungen in Anspruch genommen werden mußten, sollte endgültig vorbei sein. Es kann dabei auch in keiner Weise etwa als Gegenargument erklärt werden, daß hier diese und jene Einrichtung in ihrer Existenz in Frage gestellt wird. Das sind *sachfremde Gesichtspunkte*, die für die Kostenträger nicht nur nicht zu beachten, sondern geradezu zu mißbilligen sind. An *medizinischen Rehabilitationseinrichtungen* besteht ein Ebenmaß an Angebot und Nachfrage, in einigen Zweigen sogar ein Überangebot – anders jedoch auf dem Sektor qualifizierter *Berufsförderungseinrichtungen*. Hier gilt es, Versäumnisse der Vergangenheit nachzuholen und in kürzester Zeit innerhalb der Bundesrepublik Deutschland noch 4500 Internatsplätze in Berufsförderungswerken zu errichten.

Diese Dinge sind beschleunigt im Gange – dennoch bedeutet die lange *Wartezeit* von 1 bis zu 1½, in einigen Fällen sogar bis zu 2 Jahren, eine bedenkliche psychologische Belastung des Rehabilitanden, ja sogar auch für den willensstärksten Typ, der diese Zeit überbrücken muß.

Mancherorts besteht noch die Auffassung, daß mit Abschluß einer medizinischen Heilbehandlung während der Durchführung einer Berufsförderungsmaßnahme *medizinische Überwachung* und Betreuung nicht nötig wäre. Auch das ist eine absolute Fehlvorstellung, wenn man davon ausgehen muß, daß es sich bei Rehabilitanden der Berufsförderungswerke um kranke, ständig ärztlicher Überwachung und Hilfe bedürftiger Menschen handelt und jedes Fehlen einer ärztlichen Überwachung sich negativ auf die sehr *konzentriert durchgeführte Umschulung* auswirken muß. Eine ausbildungsbegleitende Heilbehandlung ist daher — auch wenn fiskalisch denkende Verwaltungen dies nicht gerne hören — eine Conditio sine qua non.

Weitere Sorgen und Probleme legen uns die Erfahrungen der letzten Jahre auf. Sie wiesen nach, daß in Zeiten der *Wirtschaftsrezession* alte Menschen und körperlich Behinderte ungleich stärker arbeitsplatzgefährdet sind als junge und gesunde Menschen. Diese Tatsache bringt die Prospektivität der beruflichen Rehabilitation in einen absoluten, zumindest aber in einen relativen *Bezug zur Arbeitsmarktlage* unserer Bundesrepublik Deutschland. Das ist ein besonders für den Menschen, der mit Erfolg eine berufliche Umschulungsmaßnahme absolviert hat, ständig bedrückendes, bedrohliches Damoklesschwert, bei dem nur gehofft werden kann, daß der Gesetzgeber sich dazu entschließt, Rehabilitanden unter Unkündbarkeit und *Schwerbeschädigtenschutz* zu stellen.

Daß andererseits der *Gesetzgeber* sich selbst mitunter wenig rehabilitationsfreundlich verhält und sogar gegen den von ihm selbst geschaffenen Grundsatz des «Rehabilitation-vor-Rente»-Satzes verstößt, muß auch an dieser Stelle erneut betont werden. Der unsinnige § *183, Abs. 7 RVO*, der aus eindeutig wirtschaftlichen Überlegungen im Sinne der Krankenversicherung am 1. 8. 1961 eingeführt wurde, besteht — trotz der dauernd vorgebrachten harten Kritik — immer noch. Dieser Paragraph verlangt von einem Versicherten, daß er, wenn nach vertrauensärztlicher Beurteilung der Patient als *erwerbsunfähig* im Sinne der RVO anzusehen ist und die Krankenkassen ihn dazu auffordern, einen Antrag auf Rente wegen Erwerbsunfähigkeit stellen muß. Hier wird sozusagen von *Amts wegen* der Versicherte bereits zum Rentner gestempelt. Ganz davon abgesehen, daß sich in unzähligen Fällen die Haltlosigkeit der unterstellten Erwerbsunfähigkeit herausgestellt hat, fehlen bei allen solchen Aktionen die subtilen somatischen, psychologischen und soziologischen *Untersuchungen,* die an allererster Stelle durchgeführt werden sollten, bevor man — wegen völliger Aussichtslosigkeit jeder Rehabilitation — zur Antragstellung wegen BU und EU auffordert. Es bleibt daher nach wie vor unverständlich, warum dieser rehabilitationsfeindliche Paragraph zugunsten versicherungs-fiskalischer Überlegungen immer noch existiert.

Die Wartezeit, die bei Berufsförderungsmaßnahmen heute noch in aller Regel zu lang ist, ist schon erwähnt worden. Es gibt allerdings auch für medizinische Heilbehandlung mitunter unerfreuliche *Warteizeiten*, wenn — wie in diesem Jahr geschehen — die *Zahl der Anträge* auf medizinische Rehabilitationsmaßnahmen — in den einzelnen Anstalten unterschiedlich — bis zu 20 % zugenommen hat. In einer derartigen Situation kann nicht ausbleiben, daß einzelne Anstalten erneut auf die

Alternative: qualifiziert = Wartezeit, halb- oder unqualifiziert = schnelle Einweisungsmöglichkeit, zurückgreifen müssen.

Vor der Besprechung spezieller Gesichtspunkte ist zusammenzufassen, welche *Erfahrungen bei den bisherigen beruflichen Rehabilitationen* im Umgang mit kranken Menschen gemacht wurden und welche Erkenntnisse sie für die zukünftige Praktizierung der Rehabilitation aufweisen:

der *Schweregrad* einer körperlichen Behinderung ist nicht von äußerlich sichtbaren Merkmalen abhängig. Die Zahl der durch innere Krankheiten und Leiden Behinderten, die man zu den Schwerstbehinderten rechnen muß, ist größer als die jener mit äußerlich sichtbaren Behinderungsmerkmalen wie Amputierte, Gelähmte u. ä.,

die sogenannten *schwierigen Fälle* von der Schwere der Behinderung her sind erfahrungsgemäß als leichte Fälle der Ausbildung anzusehen. Offensichtlich besitzen diese Menschen einen starken Willen, durch den sie mit den Schwierigkeiten leichter fertig werden,

nicht der Grad, nicht die Schwere und nicht die Schwierigkeit der Behinderung stehen bei berufsfördernden Maßnahmen im Vordergrund, sondern der *Charakter und die Persönlichkeitsstruktur* der Rehabilitanden – und damit alle Fragen des Willens und der Einstellung zur Umschulung.

*Berufsfindungs- und Arbeitserprobungs*maßnahmen haben bei vielen Geschädigten Ausbildungs- und Leistungsreserven, körperliche wie geistige – ergeben, die angesichts der morphologisch-funktionellen Diagnose allein nicht zu erwarten waren,

der *Wandel der Berufswelt* eröffnet heute auch für den Schwerstbehinderten Arbeits- und Berufsmöglichkeiten, die früher nicht vorstellbar waren,

fehlendes Wissen um die Möglichkeiten neuzeitlicher Berufsförderungsmaßnahmen bei Versicherten wie Ärzten führt häufig zu Vorurteilen und Unterlassung spezifischer Berufsförderungsberatung,

Vorberuf als Lehr- oder Laufbahnausbildung ebenso wie *Lebensalter* sind weder Indikationen noch Kontraindikationen für aktivierbare Begabungsreserven als Voraussetzung für eine erfolgsträchtige berufsfördernde Maßnahme.

Sozialmedizinische Aspekte der Rehabilitation spezieller Art

Wie außerordentlich unterschiedlich in der medizinischen und beruflichen Rehabilitation – von der individuellen Persönlichkeit abgesehen – das *Vorgehen* sein muß, sei nur an der Aufführung dreier verschiedener Krankheitsgruppen erwähnt: des schwerstgeschädigten (durch Arbeits-, Verkehrs- oder Sportunfall) *Querschnittsgelähmten*, des *Herzinfarkt*kranken und des *Tuberkulösen*.

Der *Querschnittsgelähmte* — schnellste Erstversorgung und unmittelbare Einweisung in eine Spezialanstalt vorausgesetzt und wenn er die Schädigung lebend übersteht — behält nach aller Erfahrung einen *Dauerschaden* zurück, der ihn zwingt, ein neues, ein zweites Leben in Familie, im Beruf und in der Gesellschaft zu führen. Fast nie kann der Querschnittsgelähmte mit seinen Restzuständen in seinen *alten Beruf* zurück. In aller Regel muß er, zum Teil mit außerordentlich diffizilen technischen Geräten einen *neuen Beruf* ergreifen. Für das Ehe- und Familienleben ist er ein anderer geworden, der zwar nicht bemitleidet werden will, jedoch des liebevollen Zurhandgehens in dieser und jener Situation bedarf. Und für die Gesellschaft in toto ist er vom Fußgänger auf einen *Rollstuhlfahrer* umgestiegen, der — das beweisen die berechtigten und harten Kritiken der Querschnittsgelähmten — in dieser unserer mitunter unbarmherzigen Welt keinen Zugang findet zu kulturellen Veranstaltungen, zu Studienplätzen, zu Sport- oder sonstigen Veranstaltungen, kurzweg zu einem Leben in Entscheidungsfreiheit, das dem Nichtgeschädigten gegeben ist. Es ist und bleibt immer wieder bewunderungswert, welche *übermenschliche Größe* diese Geschädigten aufbringen, um ihr hartes Schicksal — insbesondere in einer nur leistungsbetonten Umwelt — zu bewältigen.
Der *Infarktkranke* — akut zusammengebrochen und durch optimale Intensiv- und Sofortversorgung aus der vitalen Gefährdung heraus — steht insbesondere in den Arbeiterberufen, weniger in den Angestelltenberufen fast in aller Regel ebenfalls vor der Tatsache, *beruflich sich verändern* zu müssen. Wir, die LVA Wttbg., bemühen uns, die strittige Frage des Zeitpunktes der *Belastungsfähigkeit* von Infarktkranken schlechthin im Sinne der Erfahrungen der Schweden, Finnen, Amerikaner und Israelis für die Verhältnisse der BRD an einem *Modell* zu klären. In Bad Krozingen bauen wir ein Rehabilitationszentrum für Herz-Kreislaufkranke, insbesondere Schwerherzkranke, in Zusammenarbeit mit der Universität Freiburg auf, das uns zu neuen und weiteren Erkenntnissen auf dem Gebiete der medizinischen und beruflichen Rehabilitation verhelfen soll. Hier ist für bundesdeutsche Verhältnisse ein ausgesprochener *Nachholbedarf* zu bewältigen. In diesem Zusammenhang überprüfen wir — ebenfalls modellweise auch bei der *Hepatitis* im Anschluß an ihr akutes Stadium — die Frage der sogenannten *Anschlußheilmaßnahmen*, d. h. des Beginnes von Heilmaßnahmen mit sofortiger oder anschließender beruflicher Rehabilitation in unmittelbarem Anschluß an die Krankenhausbehandlung. Wie gesagt, das sind *Modelle*, die erst erprobt werden, von denen wir uns aber nicht unwesentliche Erkenntnisse für die Zukunft erhoffen.
Der *Tuberkulosekranke* steht ja seit Jahrzehnten im Zentrum der medizinischen und beruflichen Bemühungen in der Deutschen Rentenversicherung, die hierzu kraft Gesetzes den Alleinauftrag hat. In der ganzen überwiegenden Mehrzahl gelingt es, den Tuberkulosekranken nach seiner Inaktivierung an den *alten, früheren*

Arbeitsplatz zurückzubringen — in nur wenigen Fällen ist berufliche Umschulung erforderlich. Die *Resozialisierung* an dem Arbeitsplatz ist weniger ein Problem der tuberkulosekranken Persönlichkeit als ein *Aufklärungs- und Erziehungsproblem* seiner häuslichen und Arbeitsumgebung. Hier sind Vorurteile, die von der Sache aus unvertretbar sind.

Aber kaum sind für diese oder jene Indikationsgruppen *Probleme* der Rehabilitation einigermaßen und mit Erfolg gelöst, wie beispielsweise für die Alkoholtrunksucht, tauchen *neue Probleme* auf, die überraschend auf uns zukommen und für die bisher einschlägige Rehabilitationsmethoden fehlen. Ich denke hier an die schnell im Fortschreiten begriffene *Drogensucht*, die nicht nur von ihrem quantitativen Tempo her, sondern mehr noch von dem *Lebensalter* der Betroffenen bedrohlich ist. Allerdings ist die in den letzten Wochen durch die Presse geisternde Meldung von angeblich 60 000 Frührentnern infolge der Drogensucht zwischen 16—24 Jahren unwahr. Sie scheint ihre Inauguration für die Öffentlichkeit in der *Präparation einer Öffentlichkeitsmeinung* zu haben. Und als solche ist auch die Fehlmeldung zu begrüßen.

Zu speziellen Problemen bei den bestimmten Krankheiten zählt unter anderem die Frage, ob — bei *abzusehender begrenzter Lebenserwartung* z. B. infolge einer Leberzirrhose, neurologischen Systemerkrankungen, dekompensierten Herz-, Leber- oder Niereninsuffizienzerkrankung Rehabilitationsmaßnahmen noch zu verantworten und zumutbar sind. Diese Dinge werden wohl in aller Regel nur von *Fall zu Fall* zu klären sein. Es erscheint aber in humaner Sicht nicht vertretbar, bei sicher abzusehender begrenzter Lebenserwartung — aus welchen Gründen auch immer! — Rehabilitationsmaßnahmen um jeden Preis durchzuführen. Hier sind der beruflichen Rehabilitation Grenzen gesetzt; für die medizinische Heilbehandlung ist der Arzt nach geschriebenen und ungeschriebenen Gesetzen unbeschränkt zur Hilfeleistung verpflichtet. Viele *Behindertengruppen*, die nach unserer Ansicht ohne Schwierigkeiten auszubilden sind, werden in der Rehabilitation noch unterrepräsentiert. So werden die Möglichkeiten für *Leberkranke, Herzkranke, Epileptiker* und *Psychosekranke* unzureichend in Anspruch genommen, auch die beachtlichen Begabungsreserven von *Blinden* und *Taubstummen* werden beruflich nicht optimal genutzt. Die moderne Technologie gibt vielen Blinden — wie WIEDEMANN nachgewiesen hat — noch Möglichkeiten, in die Gruppe hochqualifizierter, gut bezahlter Berufe aufzusteigen. Bedienungspulte elektronischer Datenverarbeitungsmaschinen können ohne allzugroßen Aufwand mit Tastaturen in Blindenschrift versehen werden.

Für die ärztliche Praxis schlechthin, aber für den Allgemeinmediziner im besonderen, erscheint mir die *Beobachtung von Langzeit- und Problemfällen* bedeutungsvoll: in dieser Gruppe findet sich ein erheblicher Prozentsatz von Kranken, die einer echten medizinischen und/oder beruflichen Rehabilitation und Prävention bedürftig sind. Hier – wie überhaupt als Grundsatz der Rehabilitation – gilt das «so-früh-und-intensiv-wie-nur-möglich».

Bei dieser speziellen Erörterung muß noch erwähnt werden, daß eine Erscheinung des Arbeitsmarktes uns Sorgen und Problemstellung aufgibt: es ist der *Arbeitsplatz für ältere Menschen.* Es gibt nicht wenige Werke, die bei *Ausschreibung das Alter limitieren,* ja sogar bis zu 35 Lebensjahren. Die Regel scheint zu sein, daß für unsere heutige Arbeitswelt der über 50jährige – normale wirtschaftliche Produktionsverhältnisse vorausgesetzt – bereits wahrhaft zum «alten Eisen» gehört.

Das muß erkannt und berücksichtigt werden, wenn man nicht durch den Arbeitsmarkt frustrierte Rehabilitanden schaffen will, die dann – mit Erfolg umgeschult – keinen oder keinen entsprechenden Arbeitsplatz finden. Hier sind bei solchen Menschen Frustrationen, die zur Neurose, zur Depression und zum Suizid führen, beinahe schon folgerichtig zu erwarten.

Sozialmedizinische Aspekte der Rehabilitation in Hinsicht auf die Mitarbeit der Ärzteschaft

Auf dem Rehabilitationskongreß Heidelberg 1968 stellte ich unter Folgerungen und Forderungen an das Ende meines Referates 12 Leitsätze, deren erster und zweiter waren:
1. Jede Problematik zur Rehabilitation hat von dem auszugehen, für den sie da ist: vom *Menschen.* Nichts wäre verkehrter, als das institutionelle oder fiskalische Moment, geschweige denn gruppenegoistische Interessen vorder- oder erstgründig werden zu lassen.
2. Es gibt keine Rehabilitation ohne die *behandelnde Ärzteschaft.* Es darf in der Prävention und Rehabilitation unter den Ärzten keine Spaltung geben, die allerdings dann droht, wenn Primate angemeldet werden. Prävention und Rehabilitation sind Aufgaben aller Ärzte, gleich, wo sie tätig sind.

Diese meine seit mehr als 15 Jahren vorgetragenen Forderungen haben für die *Erweiterung und Verbesserung der Rehabilitation,* aber auch für die Zukunft der deutschen Ärzteschaft schlechthin heute mehr denn je Gültigkeit. Der Gesetzgeber forderte 1957 die *Zusammenarbeit* mit «den kassenärztlichen Vereinigungen und den Ärzten zur Durchführung von Maßnahmen zur Erhaltung, Besserung oder Wiederherstellung der Erwerbsfähigkeit der von ihnen zu betreuenden Personen» ((§ 1244, Abs. 2 RVO), wie die Beteiligung des behandelnden Arztes bei der Erstellung des im Einzelfall erforderlichen Gesamtplans der Heilbehandlung, Berufsförderung und sozialen Betreuung (§ 1237, Abs. 5 RVO).

In der vom 71. Deutschen Ärztetag 1970 beschlossenen und von der Bundesärztekammer überarbeiteten Fassung der *Weiterbildungsordnung* werden in der Anlage, die sich mit den einzelnen Fachgebieten befaßt, die Worte Prävention und Rehabilitation bei folgenden Fachärzten aufgeführt: Augenarzt, HNO-Arzt, Hautarzt, Kinder- und Jugendpsychiater, Lungenarzt, Mund- und Kieferchirurg, Neurologe und Psychiater, Orthopäde und Urologe.

Für das Fachgebiet des Internisten wird von Prophylaxe und Rehabilitation gesprochen. Für den Kinderarzt nur von Prävention und Schutzimpfung.

Mehr als verwundern muß es allerdings, wenn für den Chirurgen, den Frauenarzt und den Neurochirurgen das Gebiet der Prävention und Rehabilitation überhaupt nicht erwähnt wird.

Diese nicht zu erwähnen, erscheint berechtigt beim Anaesthesisten, dem Laborarzt und Radiologen, dagegen beim Pathologen wohl kommentarlos als Selbstverständlichkeit.

Um so erfreulicher erscheint in der *Weiterbildungsordnung die Aufgabe des Allgemeinarztes* definiert, wenn es heißt:

«Das Gebiet Allgemeinmedizin umfaßt die gesamte Humanmedizin. Der Allgemeinarzt ist im gesamten Lebensbereich seiner Patienten für deren Gesundheitsführung und Krankheitsbehandlung, unabhängig von Alter, Geschlecht und von der Art der Gesundheitsstörung, tätig.»

Schon im Gesamtvorstand des Verbandes der Ärzte Deutschlands wurden zur Weiterbildungsordnung zum *Arzt für Allgemeinmedizin* u. a. — in einer erfreulichen Kenntnis sozialmedizinischer Notwendigkeiten! — folgende Gebiete neu aufgenommen:

1. Früherkennung gefährlicher Krankheitsverläufe,
2. die Notfallbehandlung aller Fachgebiete,
3. Prävention,
4. Psychosomatik,
5. Familien- und Sozialmedizin.

Es wird die verstärkte Berücksichtigung dieser Fächer schon während des *Medizinstudiums* gefordert, um einen qualifizierten Nachwuchs an praktischen Ärzten heranzuziehen. Fehlen tut bis zur Stunde — und das nimmt langsam für die Nachwuchskräfte auf dem Gebiet der Rehabilitation bedrohliche Folgerungen an — die Ausbildung zu Fragen der Prävention und Rehabilitation im *Studium der Medizin* und der Medizinalpraktikantenzeit. Der angehende Mediziner müßte — wie dies DEGENHARD vor kurzem sehr hart fordernd dargestellt hat — bereits in den vorklinischen Semestern in einer Rehabilitationspropädeutik auf die Rehabilitation als Zielrichtung einer Teamarbeit hingewiesen werden, deren Einzelheiten dann in den klinischen Hauptfächern vermittelt werden könnten. Daß dies bis heute generell nicht und — wo überhaupt — völlig unzulänglich geschieht, ist allgemein bekannt, gehört jedoch anscheinend noch nicht zum Blickwinkel der Kultusbehörden. Hier und an dieser Stelle darf aber nicht verschwiegen werden, daß *alle behandelnden Ärzte* und unter ihnen ganz und insbesondere die Allgemeinmediziner, die Praktiker und die sozialmedizinischen Gutachter gehalten sind, bei jedem Rehabilitanden mit gutem Willen die verbliebenen Funktionen sorgfältig zu prüfen, um sich ein *differenziertes Leistungsbild* zu verschaffen. Wenn die behandelnde Ärzteschaft nicht erkennt, daß die positiven Feststellungen zur Verwertung und Steigerung verbliebener Fähigkeiten eines Behinderten als *Grundlage der Rehabilitation* in die Tätigkeit des Arztes eingebaut werden müssen, besteht die aktuelle Gefahr, daß dies in Zukunft von Psychologen oder Soziologen getätigt wird. Die Konsequenzen für den einzelnen Menschen bedürfen keiner weiteren Erörterung. Die niedergelassene Ärzteschaft sollte es aber auch nicht versäumen, sich in jeder Weise *aktiv in die Gestaltung* der Prävention und Rehabilitation einzuschalten. Das «Herausfinden» von Rehabilitationspatienten sollte nicht Amtsstellen überlassen bleiben, sondern ausschließlich der persönlichen *Inauguration des behandelnden Arztes* obliegen. Insofern bin ich persönlich glücklich, im Bereich einer Landesversicherungsanstalt zu wirken, in der grundsätzlich der behandelnde Arzt das *Erstgutachten* für Gesundheits-, Heil- und Berufsförderungsmaßnahmen erstellt. Nur so — wenn die Information aus der Ebene der behandelnden Ärzteschaft an die Rehabilitationsträger kommt — und rückläufig von dem Rehabilitationsträger an den behandelnden Arzt, ist Gewähr, daß das Ziel einer *optimalen Rehabilitation* mit Erfolg angestrebt wird, aber gleichzeitig auch alle, leider in nicht unerheblichem Maße vorhandenen Bemühungen um eine Verstaatlichung der Rehabilitation inhibiert werden.

Zu *Art und Umfang der Beteiligung* der behandelnden Ärzteschaft an der Rehabilitation besteht allerdings ein Unterschied: die medizinische Maßnahme weitestgehend, ja fast ausschließlich von der behandelnden Ärzteschaft schlechthin, zu inaugurieren. Dagegen ist es bei den *beruflichen* Rehabilitationsmaßnahmen nötig, daß sie angeregt, angestoßen werden — aber alles weitere ohne Präjudiz durch den behandelnden Arzt von Spezialisten, Sachkennern, bearbeitet wird. Dem behandelnden Arzt ist es nicht möglich, *psychologische Eignungsbegutachtungen* oder Beufsteste durchzuführen oder berufskundliche Übersichten und verschiedenes anderes mehr in erforderlichem Maße zu besitzen. Im Rahmen methodischer Aus- und Fortbildung aller in der Prävention und Rehabilitation tätigen Berufe, insbesondere auch des Arztes, nimmt dieser außer Zweifel im Rahmen des Rehabilitationsgeschehens und der sozialmedizinischen Begutachtung eine *Schlüsselstellung* ein.

Aus der Sicht der Rentenversicherungsträger muß jedoch an dieser Stelle noch der Wunsch und die Bitte geäußert werden, neben einer *intensiven Vorbereitung* eines Rehabilitationspatienten durch den Arzt der freien Praxis besonderes Augenmerk auch der *nachgehenden Fürsorge* nach Gesundheits- und Heilmaßnahmen durch den behandelnden Arzt und durch den Betriebsarzt zu widmen. Dies gilt gleichermaßen für die medizinische wie für die berufliche Rehabilitation. Da nach ihren Durchführungen der Patient, der Versicherte zu dem Arzt seines Vertrauens bzw. in die Überwachung eines Betriebs- und Werkarztes zurückkehrt, muß erwartet werden, daß mit Erfolg gesetzte gesundheitliche und berufliche Kompensation durch ein *optimales Überwachen* und Betreuen erhalten bleibt.

Zum Schluß sollen noch ein paar Stichworte aufgeführt werden, die darstellen, daß die Thematik noch keineswegs auch nur einigermaßen erschöpfend dargestellt ist. Dazu würde u. a. gehören:

die Kritik an Präventions- und Rehabilitationsmaßnahmen aus ärztlicher und nichtärztlicher Öffentlichkeit,

die Erfolgsbeurteilung der Gesundheits-, Heil- und Berufsförderungsmaßnahmen,

die Betrachtung des Wertes und Unwertes von medizinischen Statistiken in der Deutschen Bundesrepublik,

das Fehlen einer echten Kausaltherapie, wenn Fettsucht, Fehlernährung, Alkohol- und Genußmittelverbrauch pathogenetische und nosologische Faktoren darstellen,

die Forderungen an Aus- und Fortbildung auf den Gebieten der Prävention und Rehabilitation – und schließlich

ein Blick in die nähere Zukunft.

Eins aber ist sicher: jede auch noch so optimale Rehabilitation sollte sich erübrigen durch einen methodischen Ausbau einer fundierten Präventivmedizin.

Literatur im Anhang

Rehabilitative und präventive Möglichkeiten in der Psychiatrie

M. RICHARTZ u. M. BAUER

Bei der Vorbereitung des Aufsatzes wurde bewußt, daß in der Abfassung des Titels bereits etwas von der Problematik und den Illusionen, die sich um die Thematik ranken, enthalten ist. Das Fürwörtchen «in» suggeriert nämlich, daß Rehabilitation und Prävention als besondere technische und institutionelle Möglichkeiten lediglich dem bestehenden psychiatrischen Versorgungssystem anzuhängen seien, daß dieses als faktische Gegebenheit nur um einige Verfahren, Fachleute und Einrichtungen zu erweitern sei. Aus einem solchen Mißverständnis würde sich die Erwartung an den Referenten ergeben, er möge darlegen, wie Modellinstitutionen zu konzipieren sind, in denen eine mehr oder weniger ausgesuchte Gruppe von seelisch Behinderten in Richtung auf soziale Rehabilitation erfolgreich gefördert werden kann. Folgerichtig müßte man dann weiter von ihm erwarten, daß er Auskunft gibt über Erfahrungen mit gestuften soziotherapeutischen Programmen, deren Effizienz er auszuweisen hätte. Und es wäre schließlich billig, wenn er wenigstens andeutete, welchen Raum darin z. B. lerntheoretische, psychoanalytische oder gruppentherapeutische Konzepte und Verfahren einnehmen müßten. Ein solches Vorgehen würde kaum auf bedeutsamen Widerstand stoßen, da die traurige Verfassung, in der sich die Psychiatrie hierzulande noch befindet, nicht dadurch in Frage gestellt wäre. Wir könnten uns alle dann damit beruhigen, daß hier ja nur von einer besonderen Entwicklung einer Unterdisziplin der «großen Psychiatrie» die Rede ist, also von einer bloßen Zutat zu einer alten Suppe, die man durch einige neue Ingredienzien wieder schmackhaft zu machen hofft, auf daß sie nicht neu gekocht werde.

Sozialpsychiatrie als etwas, das *neben* den psychiatrischen Institutionen, vor allem neben den Landeskrankenhäusern, ohne Konsequenz für diese in akademischen Freigehegen gepflegt wird, wäre wirklich das, was einige Verfechter der traditionellen Anstaltspsychiatrie ihr vorwerfen, nämlich ein modischer Firlefanz, ohne Belang für das Schicksal der über hunderttausend länger- und langfristig hospitalisierten psychisch Kranken. Der italienische Psychiater BASAGLIA beleuchtet diese Situation treffend, wenn er sagt, die Sozialpsychiatrie in Mannheim – und das gilt freilich nicht weniger für Hannover – sei das «Brasilia» der deutschen Psychiatrie – ein Alibi für große Versäumnisse.

Rehabilitation – und das ist die These, die hier begründet werden soll –, also die Wiedereingliederung seelisch und geistig Behinderter in die Gesellschaft, ist in der derzeitigen Stufe der Entwicklung weniger eine Frage der Anwendung und

Einführung bestimmter Behandlungsmethoden; in erster Linie vielmehr ein brisantes gesundheits- und sozialpolitisches Strukturierungsproblem im bestehenden psychiatrischen Versorgungssystem. Mit dieser Umstrukturierung muß in den Einrichtungen begonnen werden, in denen bis heute der relevante Teil der psychisch Behinderten behandelt und beherbergt wird: in den Landeskrankenhäusern, in der ambulanten Versorgung, die zur Zeit fast ausschließlich von der sogenannten «freien» psychiatrischen und allgemeinärztlichen Praxis monopolisiert ist, und in den Gesundheitsämtern, die durch das Therapieverbot zu vorwiegend kontrollierenden und administrierenden Organen verkümmert sind. In diesem Kontext wäre schließlich die Frage nach Personalstruktur, Berufsbildern und Ausbildung aufzuwerfen, wobei besonders zu erörtern wäre, welche gesundheitspolitische Stellung die vorwiegend von Ärzten usurpierte psychotherapeutische Ausbildung einnimmt. Zunächst sollen noch einmal Zahlen zeigen, um welche großen Gruppen von Behinderten es geht: in der Bundesrepublik muß man mit ca. 600 000 Psychotikern allein des schizophrenen Formenkreises rechnen, mit ca. 1,2 Millionen Alkoholikern und mit ca. 7 Millionen behandlungsbedürftigen Neurotikern. Zählt man zu der letzten Gruppe noch die funktionellen Organstörungen, also die psychosomatischen Erkrankungen hinzu, die schätzungsweise etwa 15% der Allgemeinpraxis ausmachen, so wächst die Zahl noch weiter erheblich an. Hinzu kommt eine ständig steigende Zahl von psychiatrisch-geriatrischen Patienten, die z. Z. schon etwa 30% der langfristig hospitalisierten Patienten ausmachen. Geht man davon aus, daß nur 10% dieser seelisch Beeinträchtigten und Behinderten vor dem 60. bzw. 65. Lebensjahr langfristiger oder dauernd aus dem Erwerbsleben ausscheiden, so hat man es immer noch mit einer Million zu tun. Vergegenwärtigt man sich ferner, daß, wie viele empirischen Untersuchungen zeigten, nicht allein eine vermeintlich eigengesetzliche Verlaufsform irgendwelcher psychischen Erkrankungen der Grund für Chronifizierung und schließlich Invalidisierung ist, sondern der gegebene institutionelle Rahmen, d. h. Vorhanden- oder Nichtvorhandensein bestimmter Institutionen und ihre Beschaffenheit nicht ohne Einfluß auf die «Krankheitskarrieren» der ihnen anvertrauten Individuen sind, wird einem bewußt, daß Fragen der Prävention – zumindest der sekundären Prävention –, der Behandlung und der Rehabilitation sowohl in negativer wie in positiver Hinsicht aufs engste miteinander verbunden sind. Aus dieser Überlegung ergibt sich, daß sich, wenn Maßnahmen der Vorsorge, der Behandlung und der Nachsorge institutionell und personell so weit auseinandergerissen werden, wie es bei uns aus administrativen und vor allem aus standespolitischen Gründen der Fall ist, die Prognose vieler Beeinträchtigungen erheblich verschlechtern muß, zumal für Angehörige sozial minder privilegierter Gruppen. Erfahrungen anderer Länder zeigen dagegen, erst muß es gelingen, die institutionellen Voraussetzungen dafür

zu schaffen, stationäre Behandlung und Nachsorge sinnvoll miteinander zu verbinden — wobei sich der Akzent allmählich vom intramural-stationären Bereich auf extramurale, d. h. ambulante und teilstationäre Aktivitäten verschiebt. Dann kann man daran gehen — wie vor allem z. Z. in den Niederlanden —, die Probleme einer primären Prävention durch Institutionsberatung, Milieusanierung sowie sozialpädagogische Aktivitäten anzugehen. Dies ist erst dann möglich, wenn der Patient nicht mehr — wie es sehr häufig ja bei uns noch der Fall ist — über weite Entfernung zum Behandlungsort gebracht werden muß, sondern wenn die beratenden oder behandelnden Institutionen und Teams in das soziale Feld gegangen sind, d. h. als gemeindenahe Zentren vorhanden sind.
England und die Niederlande zeigen zwei verschiedene Entwicklungsmodelle in Richtung auf eine rekommunalisierte Psychiatrie: In England war es dank eines nationalen Gesundheitsdienstes und der in dem Mental-Health-Act von 1959 vorgelegten Reformkonzepte möglich, daß sich die psychiatrischen Großkrankenhäuser in einem Prozeß von Entflechtung und Öffnung wieder in die Gemeinde hineinentwickeln konnten. In den Niederlanden mußte sich, ausgehend von den in großer Zahl in den Gemeinden sich kontinuierlich entwickelnden ambulanten Einrichtungen, schließlich auch die Struktur der psychiatrischen Großkrankenhäuser in ähnlicher Weise wie in England ändern. Der Druck ging hier also primär von den Gemeinden und den in ihnen reichlich vorhandenen psychiatrischen sowie sozialen Einrichtungen aus. Die verschiedene Art der Entwicklung brachte es mit sich, daß die strukturelle Umwandlung der psychiatrischen Krankenhäuser in England schon besonders weit gediehen ist und inzwischen die Bettenzahl erheblich zugunsten von teilstationären und ambulanten Behandlungsmöglichkeiten reduziert werden konnte. In den Niederlanden dürfte die Differenzierung der ambulanten Möglichkeiten für bestimmte Behinderungs- und Altersgruppen weiter fortgeschritten sein, wobei besonders die mobilen Teams und das hohe Niveau der Industrien und Werkstätten für Behinderte noch besonders zu erwähnen sind.
In der Bundesrepublik gibt es 67 psychiatrische Landeskrankenhäuser, in denen sich, grob geschätzt, etwa 79 000 Betten befinden. Hinzu kommen psychiatrische Krankenhäuser von freien Wohlfahrtsträgern mit noch einmal ca. 50 000 Betten. Von den psychiatrischen Landeskrankenhäusern haben allein 41 mehr als 1000 Betten. Abgesehen davon, daß sich diese psychiatrischen Krankenhäuser ohnehin meistens weitab von den Ballungszentren befinden, sind sie darüber hinaus gezwungen durch zufällig und uneinsichtig verlaufende Verwaltungsgrenzen, nur Patienten eines administrativ festgelegten Einzugsgebietes aufzunehmen, was bedeutet, daß Einweisungen und Verlegungen über Distanzen von 180 km hier in Baden-Württemberg ebenso wie bei uns in Niedersachsen nicht zur Ausnahme gehören. Eine vom niedersächsischen Sozialministerium erstellte Karte zeigt die gro-

tesken Verhältnisse deutlich: Patienten aus dem Landkreis Aurich, in dem sich im übrigen kein einziger niedergelassener Nervenarzt befindet, dürfen z. B. nicht in das nähergelegene Landeskrankenhaus Oldenburg aufgenommen werden, sie müssen über eine mehr als dreifache Entfernung nach Osnabrück gebracht werden, während Patienten aus dem Osnabrück viel näher gelegenen Landkreis Vechta nach Oldenburg eingewiesen werden. FINZEN hat vor kurzem mit einer Arbeitsgruppe in Baden-Württemberg die den Engländern schon seit Jahrzehnten vertraute statistische Tatsache überprüft, daß die Verweildauer eines Patienten abhängig von der Lage des Wohnortes zum Krankenhaus ist, d. h. daß die Hospitalisierungs-Dauer signifikant mit der Entfernung vom Wohnort ansteigt.

Während solche empirischen Tatbestände in England zum Umdenken in Richtung auf eine sektorisierte Psychiatrie führten – ausgehend sogar von den zuweilen als konservativ apostrophierten Anstaltsärzten –, scheinen die inzwischen auch für die BRD nachgewiesenen Tatsachen hierzulande bloß zu der Verhärtung der Fronten beizutragen. Diese verlaufen zwischen der Ministerialbürokratie sowie vielen Landeskrankenhausdirektoren einerseits und der wachsenden Gruppe von psychiatrisch Tätigen, die Konsequenten aus den Erfahrungen anderer Länder und aus den entsprechenden Erhebungen ziehen wollen, andererseits. Die Vorstellungen der zweiten Gruppe werden noch immer als «Forderung linker Grüppchen und einiger isolierter Theoretiker» abgetan. Das Zitat stammt nicht etwa von dem Präsidenten der Bundesärztekammer, sondern von dem MdB BARDENS, Sprecher des Arbeitskreises sozialdemokratischer Ärzte. Auf dem jüngsten Kongreß der Arbeitsgemeinschaft sozialdemokratischer Ärzte und Apotheker mit dem schönen Leitthema «Der Patient und sein Arzt in der Industriegesellschaft» sprach BARDENS ferner davon, daß «eine Übernahme auch nur von Teilfunktionen der freien ärztlichen Praxis durch den öffentlichen Gesundheitsdienst... diesen Dienst denaturieren» würde. Das würde bedeuten, daß unter dem ideologischen Mantel der sogenannten freien Arztwahl ein Patient, der aus dem Landkreis Aurich in Osnabrück stationär behandelt wurde, auf eine ambulante Nachsorge in der Nähe seiner Heimatgemeinde verzichten müßte, weil sich dort kein Nervenarzt niedergelassen hat. Vor diesem Hintergrund muß die von BARDENS ins Feld geführte ärztliche Maxime des nil nocere ebenso als blanker Zynismus wirken wie die im Mai 1971 vom Deutschen Ärztetag aufgestellte Forderung «nach einem effizienten Zusammenspiel der Ärzte in Krankenhaus und freier Praxis». Man versuche, sich das von der Bundesärztekammer angebotene Kooperationsmodell vorzustellen, das gewährleisten soll, «daß sich der Übergang aus der ambulanten in die stationäre Behandlung und zurück nahtlos vollzieht und sich Krankenhaus und Praxis bei der Erfüllung ihrer Aufgaben echt ergänzen». Leitet man aus diesen Tatbeständen die Vermutung ab, daß es in ärztlichen Kreisen üblich geworden ist, das Prinzip

von «free enterprise» in den Begriff «freie Arztwahl» zu übersetzen, so wird man vielleicht nicht mehr sofort in den Verdacht kommen, hier unsachliche Polemik zu treiben.
In England und in den Niederlanden hat man schon vor Jahrzehnten die Konsequenz aus der Einsicht gezogen, daß eine ambulante Behandlung und Nachsorge allein durch die Einzelpraxis nicht möglich ist. Auch in den Niederlanden befürchteten die niedergelassenen Nervenärzte, die sich inzwischen zunehmend zu reinen Psychiatern und reinen Neurologen im Sinne einer strikten Arbeitsteilung differenziert haben, daß ihnen durch ambulante Dienste das Wasser abgegraben wird. Der daraus entstandene Streit liegt freilich bereits 30 bis 40 Jahre zurück. Ausgehend von dem KOLBschen Modell der offenen Irrenfürsorge und dem Gelsenkirchener Modell einer psychohygienischen Beratung durch das Gesundheitsamt hat sich in den Niederlanden seit den 20er Jahren eine große Zahl von ambulanten Einrichtungen und Behandlungszentren entwickelt. Und zwar geschah dies durch private Initiative – die nicht gleichzusetzen ist mit einer privatwirtschaftlichen – als sogenannte «Stiftungen für die geistige Volksgesundheit» und aus Bestrebungen der Gemeinden in Form von leistungsfähigen mobilen sozialpsychiatrischen Teams an den Gesundheitsämtern. Abgesehen von den ausgebauten und behandlungsintensiven Stellen bei den Gesundheitsämtern gibt es in dem 13-Millionen-Land 39 «Stiftungen für die geistige Volksgesundheit», wovon z. B. die Stiftung Nord-Holland – Versorgungsgebiet 1 Mill. Einwohner außerhalb der Ballungsgebiete – über 11 Distriktbüros verfügt, von denen aus z. B. allein im Rahmen des sozialpsychiatrischen Dienstes 23 sozialpsychiatrisch ausgebildete Krankenschwestern jährlich 21 000 Hausbesuche machen. Über die genannten Einrichtungen laufen fast alle psychiatrischen Krankenhauseinweisungen, bzw. diese werden nach Möglichkeit zugunsten ambulanter und teilstationärer Behandlungsformen verhindert. Da in Amsterdam alle Aufnahmen in das psychiatrische Krankenhaus, ausgenommen die beiden Universitätskliniken, über den mobilen sozialpsychiatrischen Dienst der Gemeinde laufen, läßt sich feststellen, daß jährlich von etwa 6000 Anträgen nur 900 tatsächlich zu einer Aufnahme führen, während die verbleibenden rund 5000 Krankheitsfälle mit den ambulanten Möglichkeiten bewältigt werden können. Die niedergelassenen Psychiater und praktischen Ärzte haben es inzwischen zu schätzen gelernt, eng mit diesen ambulanten Einrichtungen zu kooperieren, ja, nicht wenige niedergelassene Psychiater arbeiten part-time in dem einen oder anderen Dienst. Auch außerhalb der Ballungszentren hat sich bei einer kürzlich durchgeführten Erhebung in Nord-Holland gezeigt, daß etwa 35 % der niedergelassenen praktischen Ärzte von einer Zusammenarbeit mit den verschiedenen Abteilungen der Stiftung Gebrauch machen. Eine weitere in den Niederlanden wie auch in England gewonnene Erfahrung, die z. B. in Arbeiten von WING ausgezeich-

net dokumentiert wurde, zeigte, daß mit verbessertem Angebot an ambulanten Behandlungszentren deren Frequentierung steigt. Dies bedeutet, daß bis vor kurzem institutionell noch nicht sichtbare Probleme in das psychiatrische und soziale Blickfeld geraten. Darüber hinaus weisen weitere empirische Erhebungen in diesen Ländern nach, daß es ohnehin nur eine geringfügige Überschneidung zwischen der klinisch behandelten Klientel gibt mit der, die den niedergelassenen Nervenarzt aufsucht, zumal dann, wenn dieser noch Psychiater *und* Neurologe ist. Nicht zuletzt führte dies in den beiden Ländern dazu, daß das dualistische Versorgungssystem — Großkrankenhaus als geschlossenes System einerseits, sogenannte freie Arztpraxis andererseits — zugunsten von flexiblen komplementären und flankierenden ambulanten und teilstationären Versorgungsystemen aufgegeben wurde, wodurch eine Kontinuität von stationärer Behandlung und Nachsorge entstanden ist. Hier wäre zu fragen, ob es bei der hierzulande oft beschworenen «quantitativ und qualitativ unübertroffenen Form der ärztlichen Versorgung» nicht in Wahrheit um die Versorgung der Ärzte geht.

Bisher bewegten wir uns in der Problematik vorwiegend in einem administrativ-standespolitischen Feld und haben von den qualitativen Veränderungen nur andeutungsweise gesprochen. Aus dem Gesagten dürfte aber schon deutlich geworden sein, daß Rehabilitation und sekundäre Prävention zunächst einmal Probleme der psychiatrischen Versorgung überhaupt sind. Denn erst durch ihre Umstrukturierung könnten andere qualitative Momente sowie Behandlungskonzepte, die nicht mehr unter kryptopolizeilichen Vorzeichen stehen und nicht mehr ausschließlich arztzentriert sind, zum Tragen kommen. Das sind Konzepte, die zunächst darauf abzielen müssen, sekundäre Verhaltensstörungen im Sinne von WING, also Hospitalisierungsartefakte, wo immer nur möglich zu vermeiden, und die ferner in der Lage sein müssen, Prozesse sozialen Lernens aktiv zu fördern. Das bedeutet, institutionelle Möglichkeiten und instrumentale Settings müssen realisiert werden, die geeignet sind, beim Patienten verbliebene kommunikative, affektive sowie soziale Funktionen, d. h. alternative, nicht-deviante Rollen, nicht nur nicht verkümmern zu lassen, sondern kompensatorisch zu mobilisieren. Der Arzt, und zumal der psychopathologisch geschulte Psychiater ist jedoch in seinen Qualifikationen an ein überliefertes medizinisches Krankheitsmodell gebunden. So wird er nicht in der Lage sein, den Patienten, den er meist losgelöst von seinen sozialen Bezügen in einer Zweiersituation erlebt, und seine verbliebenen restlichen Funktionen angemessen zu beurteilen bzw. sie zu stimulieren.

Bemerkenswert ist nun, daß sich das englische Versorgungssystem, das primär aus einem nationalen Gesundheitsdienst hervorging und das niederländische, das sich aus lokalen Initiativen entwickelte — so verschieden auch der sozialgesetzliche Rahmen gewesen sein mag —, immer mehr einander anzunähern beginnen, wohl

durch Berücksichtigung der Bedürfnisse der zu versorgenden Bevölkerungsgruppen sowie des Fortschrittes in den empirisch-wissenschaftlichen Erkenntnissen. In der Bundesrepublik dagegen drohen als Folge eines falschverstandenen Pluralismus die ökonomischen und wissenschaftlichen Ressourcen einerseits und die anachronistische Verfassung der noch weitgehend im Polizeirecht verankerten administrativen Psychiatrie immer weiter auseinanderzufallen.
Nebenbei sei noch angemerkt, daß sich in England und in den Niederlanden mit der Gestaltung der ambulanten sowie der teilstationären Einrichtung und der Umstrukturierung der psychiatrischen Großkrankenhäuser das Personalproblem nicht mehr in gleicher Schärfe stellt wie bei uns. In dem Maß, wie die Arbeit attraktiver und vielseitiger geworden und die interdisziplinäre Zusammenarbeit realisiert wurde, haben sich viele hochqualifizierte Psychologen, Sozialarbeiter, Soziologen und ein neuer Typ von Krankenpflegepersonal der psychiatrischen Arbeit zur Verfügung gestellt. Diese Feststellung widerlegt das Argument, eine gemeindenahe Psychiatrie könne bei uns noch nicht verwirklicht werden, da in absehbarer Zeit nicht in ausreichender Zahl qualifiziertes Personal ausgebildet und gewonnen werden könne. Allerdings ist nicht zu erwarten, daß man mit Hilfe der auf Landesebene zur Zeit bestehenden Zukunftskonzepte, die im wesentlichen auf eine architektonisch-kosmetische Aufbesserung der bestehenden Lage hinauslaufen, mehr und qualifizierteres Personal gewinnen wird. Nur dann, wenn — ähnlich wie in England — das psychiatrische Krankenhaus sich mit Hilfe von Übergangseinrichtungen, teilstationärer Behandlung sowie Ambulanzen in die Gemeinde hineinentwickeln wird, besteht eine Chance für die Verbesserung der personellen Verhältnisse. Bedenkt man alle diese Gesichtspunkte, so sprechen eigentlich nur irrationale Gründe dafür, daß immer noch Leiter von Landeskrankenhäusern — also gerade die Gruppe, die der wesentliche Promotor der Entwicklung in England war — sich gemeinsam mit der Ministerial- und Landschaftsverbandsbürokratie gegen diese längst überfällige Entwicklung stemmen.
Vielfältig und oft nicht weniger emotional bedingt sind die Gründe, die eine effiziente Kooperation zwischen den Universitätskliniken und den Landeskrankenhäusern verhindert haben. Trotz gegenseitiger Behauptungen der Deutschen Gesellschaft für Psychiatrie und Nervenheilkunde in einem noch nicht erschienenen Beitrag für den für Mexico-City vorbereiteten internationalen Sammelband über die Organisation psychiatrischer Versorgung, in dem es heißt: «There are close links between universities and psychiatric hospitals», spielen psychiatrische Universitätskliniken für die Versorgung der Bevölkerung kaum eine Rolle, und die dort esoterisch gepflegte Wissenschaft konfrontiert sich so gut wie nicht mit der traurigen Realität chronisch hospitalisierter Patienten. Keine einzige deutsche Universität hat bis heute, nicht einmal im Modell, die Konzeption einer sekto-

risierten, gemeindenahen Psychiatrie verwirklicht, um deren größere Effizienz auch für deutsche Verhältnisse nachzuweisen. Gerade da Universitätskliniken ja bereits im heute bestehenden System die Ambulanzberechtigung besitzen, hätten sie relativ gute Ausgangsbedingungen.

Wir streben inzwischen in Hannover die Verwirklichung einer solchen streng regionalisierten Konzeption an, die wir nicht als Widerspruch zu unseren Lehrverpflichtungen begreifen. Wir sehen gerade in der Sektorisierung eine Möglichkeit, in der Lehre nicht mehr zugunsten von sogenannten «typischen Zustandsbildern», die ja ohnehin auf die Studenten oft den Eindruck eines Panoptikums machen, «Krankengut» zu selektieren. Vielmehr wollen wir ihnen einen realistischeren Zugang zu Art und Umfang des vorhandenen psycho-sozialen Elends eröffnen. Unsere seit vier Jahren laufenden soziotherapeutischen Programme bei psychotisch Kranken in unserer kleinen provisorischen Abteilung im Landeskrankenhaus Wunstorf geraten, solange wir uns nicht durch Sektorisierung der Wirklichkeit eines Areals stellen, mit einem gewissen Recht immer wieder in den Verdacht, daß es sich hier um soziotherapeutische Spielwiesen für eine kleine, hochselektierte Gruppe, womöglich mit Abitur handelt. Zugleich haben wir gemerkt, daß die Außenorientierung der Institution mit Nachsorgeambulanz, Patientenklub, Übergangsheim usw. sich nicht befriedigend entwickeln kann, wenn wir die Patienten nach ihrer stationären Behandlung in weit entfernte Gebiete entlassen müssen. Mit der Sektorisierung lernen wir auch erst, unsere Kräfte ökonomisch zu entfalten, wobei sich zunehmend zeigt, daß von sozialen Lernmethoden, zu denen Patientenklub, gestufte industriell- oder dienstleistungsorientierte Arbeitstherapie, Kommunikationen auch in Großgruppen gehören, mehr Patienten erreicht werden können als von Standardtechniken der Einzel- und Gruppentherapie, die immer mehr gezielt unter genau definierter Indikation anzuwenden sind. Wie Erfahrungen gezeigt haben, kann eine unkontrollierte psychotherapeutische Orientierung solcher Institutionen, abgesehen davon, daß Statusprobleme der einzelnen Berufsgruppen leicht konfliktverschärfend wirken können, in einen Widerspruch zu den soziotherapeutischen, d. h. rehabilitativen Zielen geraten. Der Anspruch, z. B. auch bei Psychotikern gleichsam eine Nachsozialisierung durch radikale Aufarbeitung infantiler Konflikte zu erreichen, führt unversehens zu einer neuen Form des Institutionalismus. Daraus resultiert dann eine nicht vertretbare Verlängerung des Aufenthaltes, wodurch erneut unnötige Abhängigkeiten vom protektiven Klima der therapeutischen Gemeinschaft produziert werden. Verschärft wird diese Situation zudem noch durch die Tendenz der Ärzte, ihre in einem sozialpsychiatrischen Setting erzwungene Rollennivellierung durch analytische Ausbildung wieder wettzumachen. Die unmittelbare Gefahr daraus ist, daß die notwendige Außenorientierung der sozialpsychiatrischen Institutionen durch die «Psychotherapeutisierung»

des Binnenklimas weiterhin eingeschränkt wird. Die auf lange Frist sich abzeichnende Gefahr ist ferner, daß der qualifizierte, psychotherapeutisch geschulte Psychiater in die freie Praxis drängt, eine Tatsache, die bereits die amerikanische Psychiatrie in eine analytisch orientierte für die Reichen und eine qualitativ sowie quantitativ wesentlich schlechter ausgestattete für die «armen Irren» gespalten hat. Blickt man auf die USA, so fällt es nicht schwer, diese These zu belegen: Dort arbeiten von 14 000 Psychiatern ganze 3000 in Landeskrankenhäusern, in denen sich über 600 000 Patienten befinden, durchschnittlich kommt dort also ein Arzt auf 200 stationäre Patienten. 8000 Psychiater dagegen arbeiten in der privaten Praxis und kassieren dort ihr 25 bis 50 Dollar für die Stunde Psychotherapie. DAVIDSON, ein amerikanischer Zeuge dieser Entwicklung, schreibt dazu:
«Der Psychiater, der sich der Psychotherapie verschrieben hat, kann nicht viele Patienten behandeln. Wenn er 45 Stunden pro Woche arbeitet und er seine Patienten dreimal wöchentlich zu sehen wünscht, kann er ca. 15 Patienten behandeln. Bei einer durchschnittlichen Therapielänge von zwei Jahren kann er 7 bis 8 neue Patienten jährlich in Behandlung nehmen. D. h. er kann nur einen verschwindend geringen Anteil der Patienten behandeln, die psychiatrischer Therapie bedürfen. Aber ungefähr 90 % der Ausbildungszeit wird für jene Gruppe von Nutznießern aufgewandt, die hinterher nur 5 % der Patienten behandeln. Den restlichen 10 % der Ausbildungskandidaten bleibt es überlassen, die verbleibenden 95 % der psychiatrisch Erkrankten zu therapieren.»
In Amerika beginnt man, sich langsam dieser Situation bewußt zu werden, für die nicht zufällig der Begriff des «training-robbery» geprägt wurde in Anlehnung an jenen berühmten Postzugraub im England der frühen 60er Jahre, der dort zulande «train-robbery» genannt wird. «Die meisten amerikanischen Psychiater», so heißt es weiter, «haben durch ihre private Praxis ein derartig gutes Einkommen, daß sie von daher gar nicht mehr in der Lage sind, Zeit für den unbezahlten oder nur mäßig bezahlten Dienst in staatlichen Krankenhäusern, Beratungszentren oder was auch immer abzuzweigen. Die Mehrzahl der Psychiater erhielt aber teilweise oder ganz ihre eigene Ausbildung in staatlichen oder in Einrichtungen, die von der öffentlichen Hand finanziert werden. Man schuldet, so könnte man denken, der Gesellschaft dafür eine Gegenleistung». Jedoch, «wenn sie für 10 Dollar die Stunde in einer öffentlichen Einrichtung arbeiten, verlieren sie — im Endeffekt — mindestens 15 Dollar, da sie für jede dieser Stunden in ihrer privaten Praxis so viel mehr verdienen könnten».
Die Situation in der BRD ist hiermit noch nicht vergleichbar, doch die Sterne stehen, dank der kassenärztlichen Vereinigung, nicht günstig. Trotzdem will es uns scheinen, daß die amerikanische Entwicklung in diesem Land noch nicht so weit vorprogrammiert wurde, daß es ein Zurück nicht mehr gäbe. Man wird sich aller-

dings in allernächster Zeit entscheiden müssen, welches psychiatrische Versorgungssystem man wählen will, eines für die reichen oder eines für jene armen Irren, die vor mehr als 30 Jahren schon einmal nicht die Tagessätze für ein Privatsanatorium aufzubringen vermochten und denen statt dessen der Weg in die Gaskammern gewiesen wurde. Man wird sich entscheiden müssen, ob man weiterhin ein zweigeteiltes bürokratisch und privatwirtschaftlich verzerrtes psychiatrisches Versorgungssystem erhalten will, um jene Gruppe heranwachsender psychiatrischer Unternehmer zu schützen, die weniger an einer vernünftigen medizinischen Versorgung als an dem Wohlergehen einer zahlenmäßig kleinen Klientel interessiert sein könnte, von der sie ausgehalten werden. Man wird sich, wie gesagt, entscheiden müssen, ob «free enterprise» einem dies wert ist.

Damit ganz deutlich wird, daß das zuletzt Gesagte nicht etwa aus dem alten (deutschen) antipsychoanalytischen Affekt erwachsen ist, sondern wie im Gegenteil diese Formulierungen ganz von dem Geist der FREUDschen «Laienanalyse» entstanden sind, sei betont, für wie wichtig wir die Psychoanalyse als Wissenschaft und als Ausbildungsinstrument für die psychiatrische Arbeit halten. Eben für *so* wichtig, daß wir die Ausbildung nicht in die sogenannten standespolitischen Interessen hineingezogen wissen wollen mit der Konsequenz, daß der Zugang zu ihr Vertretern von Berufsgruppen, die für die psychiatrische Versorgung unbedingt notwendig sind, weiterhin verschlossen bleibt.

Fassen wir zusammen: Rehabilitation und Prävention sind in der derzeitigen Situation der Psychiatrie in der Bundesrepublik nicht durch die Einführung bestimmter Behandlungskonzeptionen zu verbessern, wenn diese nur an das bestehende miserable psychiatrische Versorgungssystem angehängt werden. Voraussetzungen für die Rehabilitation psychisch schwer behinderter, langfristig hospitalisierter Patienten sowie die sekundäre Prävention im Sinne von Rückfallprophylaxe können nur durch eine Umstrukturierung der psychiatrischen Großkrankenhäuser — Verkleinerungen, Entflechtung, Dezentralisierung im Sinne von Sektorisierung und gemeindenaher Ansiedlung von Ambulanzen, teilstationären Einrichtungen, Übergangswohnheimen — geschaffen werden. Diese Entwicklung kann nur dann erfolgreich sein, wenn — abgesehen von den administrativen Vorbedingungen — das versteinerte ärztliche Behandlungsmonopol im intra- und extramuralen Bereich zugunsten differenzierter und flexibler interdisziplinärer Teamarbeit aufgegeben wird. Im extramuralen Bereich bedeutet dies, daß die Tätigkeit der niedergelassenen Ärzte durch komplementäre Behandlungs- und Beratungszentren ergänzt wird. Erst dann ist zu hoffen, daß die deutsche Psychiatrie den Anschluß an jene ausländischen Entwicklungen gewinnen wird, die es dort jetzt geboten erscheinen lassen, zunehmend die Kräfte der vorhandenen Institutionen für die Probleme primärer Prävention zusammenzufassen. In den Niederlanden und England hat sich gezeigt, daß es keineswegs radikaler soziogenetischer ätiologischer Hypothesen bedarf, um zu pragmatischen Lösungen und ihrer konsequenten Verwirklichung zu gelangen.

Rehabilitation und Gerichtsbarkeit

V. Tobiasch

Es ist modern geworden, von Krisen zu sprechen. Tabus, die schon lange keine mehr sind, werden angegriffen. Der Angreifer bezeichnet sich selbst, je nach Art der attackierten Tabus, als fortschrittlich, revolutionär, mutig oder dergleichen. In unserem Fach der Inneren Medizin sind die Ziele der unerschrockenen Kämpfer derzeit die Universitäten und die dort gelehrte «Schul»-Medizin, die Professoren und seit einigen Jahren die medizinischen Sachverständigen. Nun weiß jeder, daß Juristen wie Medizinern bei ihrem gemeinsamen Tun oft nicht ganz wohl zumute ist. Es ist deshalb Anlaß, gemeinsame Schwierigkeiten bei Begutachtungen in sozialgerichtlichen Verfahren darzustellen.

Zunächst ist davon auszugehen, daß in den meisten Fällen in dem Dreieck Antragsteller – Jurist – Arzt keine schwerwiegenden Meinungsverschiedenheiten aufzutreten pflegen. Das Gericht wird erst dann bemüht, wenn der Patient mit dem Bescheid auf seinen Renten-, Entschädigungs- usw.-Antrag nicht zufrieden ist. Zunächst soll untersucht werden, welche Situationen nach unserer Erfahrung relativ häufig zu Protesten der Patienten führen. Dann soll auf einige Schwierigkeiten des Mediziners bei der Begutachtung hingewiesen werden, und schließlich noch mögliche interdisziplinäre Meinungsverschiedenheiten ins Auge gefaßt werden.

1. Schwierigkeiten der Patienten

In der Praxis der Begutachtung haben Befunde ein größeres Gewicht als vorgetragene Beschwerden, die sich nicht objektivieren lassen.
a) Schmerzen, Nervosität, Erschöpfung, überhöhte Ermüdbarkeit, Antriebsmangel, Depressionen und andere sich im psychischen oder im seelisch-körperlichen Grenzbereich manifestierende Erscheinungen, die Lebensfreude und Leistungsfähigkeit erheblich beeinträchtigen können, werden oft vom Antragsteller höher eingestuft als vom Gutachter.
b) Manchmal findet man bei der Untersuchung Veränderungen (z. B. an den

Wirbeln), die in Beziehung zu den Beschwerden (z. B. Kreuzschmerzen) gebracht werden können. Der Gutachter ist aber der Ansicht, daß sich weder Befunde noch Beschwerden durch eine Arbeitsunfähigkeitsbescheinigung (Invalidisierung) bessern lassen.

c) Von außen oder durch nicht-medizinische Überlegungen motivierte Anträge: nicht selten sehen wir Angestellte, die Verschickungen beantragen, weil sie bisher noch nie eine Kur, andere ihnen bekannte Personen («denen auch nicht viel fehlt») aber bereits mehrere hatten. Auch Invalidisierungen werden mit ähnlicher Motivation — «erfolgreiche» Antragsteller im Bekanntenkreis — beantragt. Daß bei den Invalidisierten der Begutachtung handfeste Befunde zugrunde lagen, die man von außen nicht erkennen kann, ist den Antragstellern — aus Sympathie — nicht bekannt.

d) Mangelnder Arbeitswille: Erfahrenen Gutachtern sind Antragsteller bekannt, die in den letzten Monaten oder Jahren von ihren behandelnden Ärzten mehrfach unter verschiedenen Diagnosen krankgeschrieben worden sind, wobei man nicht selten bereits den Krankheitsbezeichnungen ansieht, daß hinter den häufigen Krankmeldungen mangelnder Arbeitswille des Antragstellers steht. In einem Fall B. z. B. erfolgten innerhalb eines Jahres Krankschreibungen mit über 5 Monaten Gesamtdauer und den Diagnosen: Zervikalsyndrom, Kreislaufstörungen (2 ×), Lumbago (2 ×), grippaler Infekt (2 ×), Erschöpfung, Cystopyelitis, Dysthyreose. In solchen Fällen geht die Initiative zu einem Invalidisierungsantrag nicht selten vom Arbeitgeber aus, was von den Patienten nachdrücklich betont wird, unter besonderem Hinweis auf den bei ihnen selbst bestehenden dringenden Arbeitswunsch und Gesundungswillen. Auf die Frage, warum sie sich denn so lange krank schreiben ließen, ziehen sie sich hinter den Rücken ihres (schwer geprüften) Hausarztes zurück. Hier ist anzumerken, daß sich hinter einer Antriebslahmheit bzw. einem (scheinbar) mangelnden Arbeitswillen unserer Erfahrung nach gelegentlich schwerwiegende krankhafte Veränderungen, wie zerebrale Gefäßklerose, Depressionen oder bösartige Blutkrankheiten (Morbus Waldenström, Retikulose), verbergen können. Auf andere Erkrankungen, die zu einer allgemeinen Abgeschlagenheit führen können, wie Tb, chronische Nephritis, Anämie etc. wird hier nicht eingegangen, weil der Gutachter bei den oben erwähnten Beschwerden wohl immer daran denkt und die entsprechenden Diagnosen stellt.

e) Die vielen Diagnosen: Eine Frau L. stellt wegen dreier Beschwerden — Anfälle von Herzjagen, Rückenschmerzen, Erschöpfung — einen Arbeitsunfähigkeitsantrag. Sie wird vom Internisten, Gynäkologen und Orthopäden untersucht, die zusammen 17 Diagnosen stellen. Beurteilung: Die Arbeitsfähigkeit ist nur gering eingeschränkt. Der Antrag wird abgelehnt. Die Patientin wird zur Kur geschickt. Ist es verwunderlich, wenn die Betroffene die Medizin nicht mehr versteht? Bescheinigt man ihr doch neben den 3 Klagen, die sie vorbringt, die ihrer Ansicht nach für eine Invalidisierung ausreichen und die noch durch die Floskel «die Beschwerden werden glaubwürdig vorgetragen» bekräftigt werden, 14 weitere krankhafte Veränderungen, und alle 17 zusammen sollen nicht ausreichen, das vorgesteckte Ziel, die Rente, zu erlangen?

Es sind also einige Punkte aufgezählt, die zu Mißverständnissen zwischen Antragsteller und beurteilendem Arzt führen können:

a) nicht objektivierbare Beschwerden
b) Befunde, für die sich der Gutachter durch eine Invalidisierung keine Besserung verspricht
c) von dritten Personen induzierte Anträge
d) mangelnder Arbeitswille und schließlich
e) die zahlreichen Diagnosen — «daß ich *so* krank bin, wußte ich ja gar nicht».

Für die Punkte a), b), c) ein Beispiel:

Der Lagerarbeiter M. hat immer wieder Kreuzschmerzen. Sein Hausarzt und ein Röntgenologe diagnostizieren eine schwere Spondylolisthesis. Der Hausarzt empfiehlt M., einen Antrag zu stellen. M. wird arbeitsunfähig geschrieben. Im selben Lager ist der Arbeiter O. beschäftigt. Er hat auch Kreuzschmerzen. Seine Frau empfiehlt ihm unter Hinweis auf M., einen Antrag zu stellen. Es wird eine leichte Spondylochondrose diagnostiziert. O. wird für arbeitsfähig gehalten. M. und O. sind nahezu gleichaltrige Arbeitskollegen. Beide haben «die gleichen» Beschwerden. Bei beiden werden schöne lateinische Diagnosen gestellt — und dennoch! Der O. verlor auf dieses hin den Glauben an die Medizin.

Schließlich sei noch darauf hingewiesen, daß der Patient nicht selten durch verschiedene Stellungnahmen von Hausarzt und Gutachter oder durch differente Äußerungen zweier Gutachter zu demselben Problem verunsichert wird. Auch wenn der Hausarzt nur eine kurze Bescheinigung schreibt in der guten Absicht, das Verfahren in Gang zu bringen, sollte er mit wertenden Äußerungen sehr vorsichtig sein. Er sollte sich am besten auf die Mitteilung seiner Beobachtungen und Befunde beschränken.

2. Schwierigkeiten des Gutachters

Einer der wesentlichen Punkte, der dem Gutachter Schwierigkeiten macht, ist ein psychologisches Moment, das, soweit wir sehen, in der Literatur noch keinen entsprechenden Niederschlag gefunden hat, obzwar fast alle mit Gutachten befaßten Mediziner darüber klagen, besonders aber die Ärzte der Fachrichtungen, die einen entscheidenden Teil ihrer Diagnostik auf die Anamnese aufbauen (Internisten). Kürzlich stellten zwei sehr erfahrene Gutachter (HOCHREIN und HOCHREIN) fest: «Der gutachtlich tätige Arzt steht in keiner beruflich-ethischen Beziehung zu einem wie auch immer gearteten Antragsteller, sondern er ist juristischer Beauftragter zum Zwecke der Rechtsfindung». Der Arzt hätte sich dieser Feststellung nach anders zu benehmen, wenn er einmal von einem Patienten wegen eines Leidens als Hausarzt konsultiert, zum andern, wenn er von einem Antragsteller wegen des gleichen Leidens als Gutachter bemüht wird.

Hier soll aber die Problematik zunächst von der Seite des Patienten aufgerollt werden, der leider auch ein anderer ist, je nachdem ob er als «gewöhnlicher» Patient oder als Antragsteller kommt. Als 1. Beispiel eine heute sehr aktuelle Thematik: eine verheiratete Frau Anfang 20 kommt zu ihrem Gynäkologen, weil sie das 3. Mal schwanger ist. Sie hat verschiedene Beschwerden. Die ersten beiden Graviditäten endeten mit einem frühen Abort. Mann und Frau wünschen sich sehnsüchtig ein Kind. Ihre Bitte: «Herr Doktor, Sie werden uns doch helfen?» Zu demselben Arzt kommt ein paar Tage später eine andere junge Frau, verheiratet, schwanger. Sie hat schon ein Kind und kann das 2. «derzeit» nicht brauchen. Sie bringt zahlreiche Beschwerden vor. Ihre Bitte: «Herr Doktor, Sie werden uns doch helfen?» Die erste Frau meint — beseitigen Sie doch meine Beschwerden und erhalten Sie die Gravidität. Die zweite Schwangere bittet um «Bestätigung» ihrer Beschwerden und Unterbrechung der Gravidität.

Zu dem Oberarzt einer Medizinischen Universitätspoliklinik kommt ein Patient mit einem Ulcus duodeni. «Herr Doktor, Sie werden mir doch helfen, ich kann nicht krank feiern.» Gemeint war, das Geschwür schnell loszuwerden. Zwei Tage später hat derselbe Oberarzt einen Mann vor sich, der wegen einer Ulkuskrankheit einen Antrag auf Berufsunfähigkeit gestellt hat. Röntgenologisch ergab sich nur eine kleine Narbe ohne Deformierung des Bulbus duodeni. Der Oberarzt versucht, dem Antragsteller klarzumachen, daß sein Gesundheitszustand derzeit zufriedenstellend sei. Der Mann wurde böse. «Sie wollen mir doch nicht mein Zwölffingerdarmgeschwür wegdiskutieren?» Herr Doktor, Sie werden mir doch helfen, heißt also gewöhnlicherweise, «Sie werden doch meine Befunde normalisieren und meine Beschwerden beseitigen». Für diese Fragestellung ist der Mediziner geschult, auf sie ist er mit all seinem Sinnen und Trachten eingestellt. Bei einigen Gutachtenantragstellern heißt das aber, «Sie werden mir doch mein Leiden bestätigen». Für eine solche Bitte bringt der Arzt bei fehlendem objektivem Befund gelegentlich nicht genügend Verständnis auf.

In der Inneren Medizin liegt der Schwerpunkt der Erstdiagnose auf der Anamnese. Die daraus gewonnenen Erkenntnisse bestimmen in der Regel die Richtung des Untersuchungsganges. Manche Antragsteller bringen aber so viele Beschwerden vor, daß es nahezu unmöglich ist, zu allen Klagen die entsprechenden Be-

funde zu erheben («Wo haben Sie Schmerzen?» «In allen Gelenken und Muskeln»). Auch bei den einzelnen Punkten wird ein bißchen mehr aufgetragen. Kopfschmerzen sind dann «wahnsinnig», Kreuzschmerzen unerträglich.
Unter dem Eindruck des Zwei-Parteiensystems unserer Rechtsprechung (z. B. Staatsanwalt — Verteidiger) handeln die Gutachtenantragsteller gewissermaßen in gutem Glauben, wenn sie nach ihrer Seite hin ein bißchen zu übertreiben versuchen, weil — wie mir ein erfahrener Antragsteller einmal sagte — «der Richter ja doch seine Abstriche macht».
Nun ist aber das Vertrauensverhältnis zwischen Patient und Arzt die Grundlage einer guten Anamnese. Der Patient muß dem Arzt «alles» sagen, und der Arzt muß ihm alles glauben. Erfahrene Ärzte machen bei der Aufnahme der Krankheitsgeschichte bei manchen Patienten gewisse Abstriche — etwa bei der Angabe Dickleibiger, daß sie fast gar nichts essen. Das tut aber dem Vertrauensverhältnis keinen Abbruch. Es handelt sich dabei auch nicht um versuchte Irreführungen. Der Dicke glaubt wirklich, kaum etwas zu essen, wenn er etwa die eingenommene Nahrung mit seinem gewaltigen Appetit vergleicht. Für solche Abstriche an der Anamnese gibt es eine Reihe von Regeln (Dicke essen fast gar nichts, Dünne überreichlich, Neurastheniker «tun die ganze Nacht kein Auge zu» etc.), die der Student schon in der Vorlesung hört. Es ist aber nicht möglich, Abstrichregeln für die Anamnesen von Gutachten aufzustellen, da es von normaler Schilderung bis zu starker Übertreibung bei allen Krankheitszuständen alle Übergänge gibt. Nur eine Antwort hat der Referent bisher noch nie von normalen Antragstellern gehört. Auf die allgemeine Frage: «Was möchten Sie mit Ihrem Antrag eigentlich erreichen?» «Ich will gesund werden und arbeiten, Herr Doktor». Diese Antwort sollte den Untersucher zur Vorsicht mahnen.
Es ist also festzuhalten, daß das Kernstück der internistischen Diagnostik, die Anamnese, in der Gutachtermedizin bei den Fällen, von denen hier die Rede ist (die wie oben erwähnt glücklicherweise eine kleine Gruppe darstellen), einen erheblichen Teil ihres Wertes verliert, wobei im Einzelfall oft nicht gesagt werden kann, wie weit die Angaben des Antragstellers verläßlich sind. Die in vielen Vordrucken festgehaltene Formulierung zur Beurteilung der Glaubwürdigkeit der Aussagen des Patienten beleuchten diese Situation, können sie aber nicht entscheidend bessern.
Eine weitere Schwierigkeit ergibt sich aus der Unsicherheit der Gewichtung von Beschwerden, die sich nicht objektivieren lassen, wie Müdigkeit, Kopfschmerzen, Nervosität, Schlafstörungen, Lärmempfindlichkeit, Konzentrationsschwierigkeiten, Merkfähigkeitsstörungen etc.
Wir hören relativ häufig solche Klagen (auch bei jüngeren Patienten) im Gefolge einer länger dauernden Überforderung (berufliche Doppelbelastung,

Abendschule), bei älteren als Ausdruck einer zerebralen Gefäßklerose oder hormonaler Gleichgewichtsstörungen (Klimakterium virile et feminine). Während sich die einen dadurch außerordentlich belästigt fühlen und einen Antrag stellen, hört man solche Angaben von anderen nur am Rande und nur nach entsprechender Befragung. Es kann dann für den Gutachter sehr schwierig oder gar unmöglich sein, den vorgetragenen Beschwerden das richtige Gewicht zuzuteilen.

3. Interfakultäre Schwierigkeiten

Der Richter ist im allgemeinen mit der Leistung des von ihm gewählten medizinischen Gutachters zufrieden. Im übrigen ist er bekanntlich nicht gezwungen, den Schlußfolgerungen, die der Mediziner aus seinen Erhebungen zieht, zu folgen. Faßt man die oben erwähnte Antragstellergruppe ins Auge, so fallen besonders zwischen dem Rechtsvertreter des Patienten und dem Gutachter Meinungsverschiedenheiten an. Hier sei daran erinnert, daß es gewisse grundsätzliche Unterschiede in Denkweise und Anpacken desselben Problems zwischen Medizinern und Juristen gibt. Das Weltbild des Juristen ist wert-, das des Mediziners seinsbezogen, der juristische Ursachenbegriff erwächst aus anderen Quellen als die biologisch-kausale Denkweise. Der juristische Beweis ist ein psychisches Phänomen. Er resultiert aus dem Erlebnis des Richters in der Hauptverhandlung. Der medizinische Beweis stützt sich in erster Linie auf physiologische Untersuchungs- und Testergebnisse. Bei denen handelt es sich aber leider in der Regel um sogenannte weiche Daten, und die Frage des Rechtsvertreters des Patienten an den Gutachter: »Können Sie mit Sicherheit oder an Sicherheit grenzender Wahrscheinlichkeit ausschließen, daß...«, kann oft nicht klar beantwortet werden.

Dadurch kann beim Antragsteller der Eindruck einer Unsicherheit des Gutachters entstehen, und wenn dieser trotz seiner «ungenügenden» Antwort auf die Frage des Verteidigers auf seiner ablehnenden Meinung beharrt, hält ihn der Patient vielleicht sogar für voreingenommen.

Immerhin – bei Gutachter und Richter überwiegen wohl in der Regel die Gemeinsamkeiten das Trennende: beide stehen über den Parteien, sie sind zur größtmöglichen Objektivität verpflichtet, sie stützen sich auf ihre Ausbildung und Erfahrung, sie sind ihrem Gewissen verantwortlich, beide stehen nicht selten im harten Licht der öffentlichen Kritik, und sie müssen ihre Auslassungen schriftlich niederlegen.

Zusammenfassung

In der überwiegenden Mehrzahl der Fälle ist der Antragsteller mit dem medizinischen Gutachter zufrieden. Nur ein kleiner Teil der Begutachteten nimmt eine juristische Hilfe in Anspruch. Vor Gericht können Meinungsverschiedenheiten zwischen Antragsteller und Gutachter oder zwischen den beteiligten Medizinern und Juristen entstehen. Auf einige der häufigsten Ursachen von möglichen Mißverständnissen zwischen den einzelnen Parteien wird hingewiesen.

Rehabilitation psychosomatisch erkrankter Patienten im Rentenverfahren

W. AHLBRECHT

Die in den letzten Jahren mit Recht als wichtige ärztliche Aufgabe anerkannte Rehabilitation wurde und wird in Deutschland in großem Maße von den Rentenversicherungsanstalten veranlaßt. Die gesetzliche Grundlage hierfür findet sich in Paragraph 1236 RVO (Paragraph 13 AVG) und Paragraph 1237 RVO (Paragraph 14 AVG). Im folgenden sollen — ausgehend von Erfahrungen in einer psychosomatischen Kurklinik — vor allem Überlegungen über die Rehabilitation von Patienten im Rentenverfahren dargestellt werden. «Im Rentenverfahren» soll heißen, daß diese Patienten entweder eine Rente beantragt haben, daß sie einen ablehnenden Bescheid auf dem Klageweg anfechten oder aber auch, daß bei einer bestehenden Zeitrente die Umwandlung dieser Zeitrente in eine Dauerrente wiederum auf einfachen Antrag oder im Klageverfahren angestrebt wird. Allen diesen Situationen ist gemeinsam, daß es sich um einen Schwebezustand handelt, in dem der Patient auf eine Berentung hofft und der Versicherungsträger die drohende oder bestehende Berufs- bzw. Erwerbsunfähigkeit durch Rehabilitationsmaßnahmen abzuwenden trachtet.

Bei der Rehabilitation psychosomatisch Erkrankter entstehen die ersten Schwierigkeiten bereits dadurch, daß in Definition und damit auch Diagnostik primär psychogener Erkrankungen noch große Unklarheit herrscht. Abgesehen von Diffamierungen, die häufig das Wort «psychogen» mit «Einbildung», «haltlos», «willensschwach» und ähnlichen abschätzigen Wertungen gleichsetzen, reichen die psychogenen Phänomene von bewußt intendierten Gedanken und bewußt intendierter Handlung über Emotionen und stürmische Affekte bis hin zu den psychogenen Erkrankungen. Diese sind dadurch gekennzeichnet, daß dem Patienten eine direkte bewußte «vernünftige» Einflußnahme auf seine neurotischen Symptome nicht möglich ist. Aggravation und Simulation sind demnach keine neurotischen Erkrankungen, sondern Phänomene, die dem bewußten Einflußbereich des Patienten unterstehen. Als Beispiel für die dem Patienten unzugänglichen psychischen Hintergründe der neurotischen Erkrankung möge die posthypnotische Ausführung eines suggerierten Befehls dienen. Wenn einer geeigneten Versuchsperson in der Hypnose Befehl erteilt wird, nach dem Aufwachen aus der Hypnose eine bestimmte Handlung zu vollziehen, z. B. ein Fenster zu öffnen, so wird diese Versuchsperson diesen Befehl ausführen. Auf die Frage nach der Begründung für das Fensteröffnen wird die Versuchsperson jedoch nicht sagen können, es handele sich um die Ausführung des in der Hypnose erteilten Befehles, sondern sie wird irgendwelche banalen, plausibel erscheinenden Gründe dafür heranziehen.

Ebenso unzutreffend wie die Annahme, alles, was «psychogen» sei, sei auch krankhaft, ist die weitere Meinung, alles, was «psychogen» sei, sei grundsätzlich heilbar. Die Symptome der primär psychogenen Erkrankungen können sich überwiegend im Psychischen (Psychoneurose), im Somatischen (psychosomatische Erkrankung) oder aber im Charakterlichen (Perversionen, Süchte, Verwahrlosungen) manifestieren. Die «Diagnose per exclusionem» ist nicht ausreichend. Es bestehen mittlerweile ausreichende positive Kriterien, die erfüllt sein müssen, um eine der oben genannten Erkrankungen zu diagnostizieren. Ähnliches gilt für die Prognose. Auch für die psychogenen Erkrankungen besteht die ganze Breite von völliger Gesundung bis Unheilbarkeit. Wenn von den ärztlichen Faktoren, die auch in die Prognose mit hineingehen, abgesehen werden soll, so sind vor allem folgende Faktoren erwähnenswert:

Art der Erkrankung. Eine Zwangsneurose z. B. hat eine andere Prognose als eine hysterische Armlähmung und ähnliches mehr.

Dauer der Erkrankung. Je länger eine psychische Erkrankung besteht, um so ungünstiger sind die Heilungsaussichten.

«Plastizität» des Patienten. Diese Plastizität wird verständlicherweise mit zunehmendem Lebensalter geringer. Eine wesentliche Rolle spielen dabei auch soziale Faktoren, die eine Umstellung des Patienten erleichtern oder erschweren.

Einige weitere Faktoren sollen der Übersichtlichkeit wegen hier nicht näher erwähnt werden. Eine entscheidende Rolle bei der Aufstellung der Prognose nimmt jedoch der *Leidensdruck* ein. Anders als bei den meisten organischen Erkrankungen ist nicht nur eine passive Duldung ärztlicher Maßnahmen oder aber ein striktes Einhalten bestimmter ärztlicher Vorschriften erforderlich, sondern eine bemühte aktive Mitarbeit des Patienten. Der Leidensdruck nun verleiht dem Patienten die Kraft, diese Bereitschaft zur Mitarbeit aufzubringen und durchzuhalten. Alles, was daher (verständlicherweise mit Ausnahme einer echten Besserung) den Leidensdruck des Patienten mindert, mindert damit seine Mitarbeitsbereitschaft und auch seine Besserungs- oder Heilungsaussichten. Leidensdruck mindernd ist all das, was unter der Bezeichnung «sekundärer Krankheitsgewinn» zusammengefaßt wird. Die häufig zu hörende Meinung, daß ein Patient deswegen psychogen erkrankt sei, weil er mit dieser Erkrankung etwas erreichen wolle, trifft sicher nicht zu. Hingegen ergibt sich, daß ein einmal erkrankter Patient auf Grund dieser Erkrankung bestimmte Vorteile und auch Sonderrechte genießt, die er nach der Gesundung wieder aufgeben müßte. Bei den Patienten «im Rentenverfahren» ist das die Aussicht auf die Berentung oder aber die bereits bestehende Zeitrente, auf die er verzichten müßte. Eine schwierige Rolle spielt vor allem auch das sogenannte «Übergangsgeld». Schwierig deswegen, weil es auf der einen Seite eine soziale Notwendigkeit ist und auf der anderen Seite die Prognose und Heilungsaussichten deutlich herabsetzt.

Die primär psychogenen Erkrankungen (Neurosen) sind auch dadurch gekennzeichnet, daß bei ihnen die Verflechtung zwischen Individuum und Umwelt (Realität) in besonderer Weise zum Ausdruck kommt, ja, ein konstituierender Faktor ist. Jede Neurose ist *auch* ein Versuch, ein gestörtes Verhältnis Individuum—Realität wiederherzustellen, wenn auch im Sinne eines labilen Gleichgewichtes. Aufgabe der Therapie ist es, dieses labile Gleichgewicht so weit als möglich in ein stabiles umzuwandeln. Das heißt mit anderen Worten, der Patient muß sein Verhältnis zur Realität überdenken und korrigieren.

Eine Schwierigkeit bei der Rehabilitation psychosomatisch Erkrankter liegt darin, daß sich die Realität häufig in einem «Schwebezustand» befindet. Vor allem haben wir immer wieder Patienten, deren Rentenklageverfahren unterbrochen wurde. Es entsteht so der Eindruck, daß bei drohendem Unterliegen des Rentenbewerbers kein abschließender Urteilsspruch gefällt, sondern dem Kläger geraten wird, seine Klage zurückzunehmen. In den meisten Fällen wird dann vom Versicherungsträger ein Heilverfahren gewährt.

Die im Verlaufe eines Rentenverfahrens in unsere psychosomatische Kurklinik zu einem Heilverfahren eingewiesenen Patienten lassen sich in mehrere Gruppen unterteilen:

Zunächst seien die für eine Rehabilitation geeigneten Patienten erwähnt. Sie sind in der absoluten Minderzahl.

Patienten, bei denen in den Vorgutachten eine Simulation oder Aggravation diagnostiziert wurde (korrekte Diagnose vorausgesetzt), sind in einem Heilverfahren der bisherigen Art falsch untergebracht. Sie brauchen nicht die Möglichkeit zu weiterer Regression. Wünschenswert wäre eine konsequent durchgeführte Übungsbehandlung.

Fehldiagnosen lassen sich nie ganz vermeiden und werden nach Möglichkeit korrigiert.

Sehr viele Patienten sind lange Jahre hindurch wegen eines organischen Leidens behandelt worden. Häufig wurden auch bei ihnen Operationen durchgeführt. Wenn nach diesen langwierigen und mühevollen Therapieversuchen ein Restzustand an Behinderung geblieben oder aber kein ausreichender Heilerfolg eingetreten ist, der Patient jedoch weiter klagt, taucht häufig in der Beurteilung die Vermutung auf, daß «psychogene Faktoren» oder eine «psychogene Überlagerung» für die jetzt noch bestehenden Beschwerden verantwortlich seien. Fast alle diese Patienten haben eine ungünstige Prognose.

Ebenso häufig kommen Patienten, deren Erkrankungen iatrogen verstärkt bzw. chronifiziert wurden. Z. B. kommt es häufig vor, daß Patienten mit akut auftretenden Angstanfällen mit dem Rettungswagen in eine Klinik gefahren werden wegen des Verdachtes auf einen Herzinfarkt. In der Klinik ist das EKG «ohne sicher verwertbar krankhaften Befund». Die Angstneurose des Patienten wird nicht diagnostiziert. Die zu vorsichtig formulierte EKG-Diagnose, weitere Angstanfälle, erneute EKGs, «sicher ist sicher», und die Behandlung des Patienten mit «Kreislaufmitteln» sind die Folge. All das zusammen beunruhigt den Patienten verständlicherweise in erheblichem Maße und läßt den Verdacht, ernsthaft herzkrank zu sein, zur Gewißheit werden. In der relativ kurzen Zeit des Heilverfahrens gelingt es fast nie, diese Patienten davon zu überzeugen, daß es sich bei ihnen nicht um eine «organische Herzkrankheit» handelt, zumal «die anderen Ärzte, die mich schon viel länger kennen», angeblich alle etwas anderes gesagt haben.

Selbstverständlich gibt es auch prognostisch infauste, unheilbare Patienten.

Es wäre naheliegend, all die ungeeigneten Patienten, sei es auf Grund der schriftlichen Unterlagen, sei es nach einer Diagnostik von ein bis zwei Wochen Dauer auszusondern und die Durchführung des Heilverfahrens abzulehnen oder aber nach kurzer Zeit abzubrechen. Dieses Vorhaben scheitert jedoch zumeist an formalen juristischen Gründen. Rücksprachen mit den Rentenversicherungsträgern ergeben zumeist, daß über die Prognose Einstimmigkeit besteht, trotzdem wird die dringende Bitte geäußert, das Heilverfahren durchzuführen. Als Begründung wird angegeben, daß in den Sozialgerichtsunterlagen irgendwann einmal ein Gutachter auf «psychogene Faktoren» hingewiesen und ein «psychosomatisches Heilverfahren» vorgeschlagen habe. Werde dieses Heilverfahren nicht durchgeführt, so sei die Rentenversicherungsanstalt im weiteren Klageverfahren immer im Nachteil.

Hier werden zwei weitere erhebliche Schwierigkeiten deutlich.

Zum einen sind das die verschiedenen Verbände, die dem rentenbegehrenden Patienten sicher in vielen Fällen hilfreich beiseite stehen. In vielen anderen Fällen aber drängen «zum Erfolg verurteilte» Funktionäre den Patienten über lange Zeit, gelegentlich über Jahre, von einem Klageverfahren in das andere hinein.

Besonders ungünstig ist jedoch die Gutachtersituation für neurotische (psychosomatische) Erkrankungen. Deshalb wird vorgeschlagen, zu Heilverfahren für neurotisch Erkrankte im Rentenverfahren, sei es für die von der Rentenversicherung oder für die von den Sozialgerichten zu bestellenden Gutachter, die seit April 1971 bei den einzelnen Bezirken der Kassenärztlichen Vereinigung zur Verfügung stehenden psychotherapeutischen Gutachter heranzuziehen.

Die Notwendigkeit einer gezielteren Auslese mit strengem Indikationsbereich für im Rentenverfahren befindliche Rehabilitanden mit psychosomatischen Erkrankungen ergibt sich vor allem auch daraus, daß diese Patienten zusammen mit anderen Heilverfahrenspatienten, deren Prognosen im Schnitt erheblich günstiger sind, in den gleichen Kuranstalten zusammen behandelt werden. Die Rentenbewerber lassen entweder mit etwas duldendem, jedoch immer freundlichem Lächeln alle Bemühungen über sich ergehen, ihnen gefällt alles, sie sind im allgemeinen still, aber ärztliche Einwirkung prallt an ihnen ab. In der Hoffnung, daß sie für ihr freundliches Verhalten eine ihren Wünschen entsprechende Abschlußbeurteilung bekommen, loben sie alles, fügen jedoch immer wieder hinzu, daß sich mit ihren Beschwerden leider nichts ändere, und verbleiben im ganzen passiv. Die andere Gruppe verhält sich mehr «querulatorisch». Ihre eigene Unzufriedenheit heften sie an alles, was ihnen begegnet, angefangen vom Wetter bis hin zum Arzt oder zum Rentenversicherungsträger. Diese Patienten versuchen dann auch, ihre Mitpatienten in entsprechend ungünstigem Sinn zu beeinflussen, und können die Atmosphäre einer ganzen Klinik erheblich stören.

Zum Schluß seien einige Punkte noch einmal in Thesen zusammengefaßt:

Nicht alle psychogenen Phänomene sind krankhaft.

In der Prognose psychosomatischer Erkrankungen ist der Leidensdruck ein ausschlaggebender Faktor. Nur durch ihn kann eine ausreichende aktive Mitarbeit aus eigener Initiative gesichert werden.

Um die für den Patienten und für seine Besserung bzw. Heilung erforderliche Neuorientierung der Realität gegenüber ärztlich einleiten und fördern zu können, sind rentenrechtliche Schwebezustände nach Möglichkeit zu vermeiden.

Aus formaljuristischen Gründen durchzuführende Heilverfahren lassen sich durch Einschaltung qualifizierter Gutachter weitgehend reduzieren.

Es wird vorgeschlagen, die bei den einzelnen Bezirken der Kassenärztlichen Vereinigung Deutschlands zur Verfügung stehenden psychotherapeutischen Gutachter für die Begutachtung psychosomatisch Erkrankter zumindest als Obergutachter heranzuziehen.

Gesundheitspolitische Aspekte von Langzeitstudien und ihre Bedeutung in der Rehabilitation

M. J. Halhuber

Zur Begründung von Langzeitstudien in Prävention und Rehabilitation sollen einige Thesen aufgestellt werden, die das Konzept einer Forschungsarbeit in ihren Zusammenhängen verständlich machen.

1. Nur methodisch einwandfreie interdisziplinäre sozialmedizinische Forschung, die allerdings auf lange Sicht geplant werden muß, kann Ergebnisse bringen, welche die Diskussion über Gegenwart und Zukunft von Gesundheitssicherung und Krankenversorgung in der Bundesrepublik Deutschland zu versachlichen und zu verbessern vermag.

   Die derzeitige Diskussion in der Öffentlichkeit ist leider allseits gekennzeichnet durch ein Zuwenig an fachlicher Information und wissenschaftlich untermauerter Argumentation und durch ein Zuviel an Emotionen, Polemik und Ideologie (Ideologie verstanden als interessengebundene Interpretation der Welt).

2. Im Bereich der Sozialmedizin ist heute mehr den je interdisziplinäre Forschung notwendig.

   Der umfassende Gesundheitsbegriff der Weltgesundheitsorganisation, wonach Gesundheit körperliches, seelisches und soziales Wohlsein (wellbeing) zum Inhalt hat, wird heute aufgrund der Ergebnisse der medizinischen und der benachbarten Wissenschaften immer mehr akzeptiert. Am Modellbeispiel der Herzkrankheiten im allgemeinen und des «Hauptmörders»: der sogenannten koronaren Herzerkrankung (des Herzinfarkts) im besonderen ist diese Feststellung gut zu begründen. Dazu sei der weltbekannte schwedische Kardiologe Werkö zitiert:

   «Können wir Herzkrankheiten verhüten? Wahrscheinlich ja, aber heute erst in einem geringen Ausmaß. Wir brauchen viel mehr Wissen über die Entstehungsmechanismen der Krankheiten und mehr Ergebnisse sorgfältig geplanter Studien über die Wirksamkeit von Maßnahmen. Wahrscheinlich haben Änderungen unserer sozialen Umwelt und unserer Einstellung zum Leben mehr Einfluß auf die Häufigkeit aller Arten von Herzerkrankungen als irgendeine nur medizinische Vorbeugungsmethode. Selbst nach einem wissenschaftlichen Durchbruch im Erkennen der Ursachen der koronaren Herzkrankheit, die jeder spezifischeren medizinischen Präventions- oder Therapiemaßnahme

vorausgehen muß, werden die sozialen Faktoren, die zur Entwicklung der Krankheit beitragen, von entscheidender Bedeutung sein.»
3. Durch den umfassenden Gesundheitsbegriff der Weltgesundheitsorganisation und die im obigen Zitat zum Ausdruck kommenden, heute gültigen medizinischen Anschauungen sind die Grenzen zwischen Gesundheits- und Sozialpolitik unscharf, ja fließend geworden.
4. Im Bereich der Sozialmedizin sind umfassende Langzeitstudien unumgänglich. Chronische Krankheiten, die durch die Wechselwirkung zahlreicher, lange bestehender Lebensbedingungen (Risikofaktoren) sich entwickeln, können nur durch die Erfassung vieler Einzelfaktoren im Rahmen einer umfassenden Dauerbetreuung erfolgreich bekämpft werden.

Die Beobachtung des Krankheitsverlaufs während der Betreuung bei gleichzeitiger Beobachtung von Vergleichsgruppen ist der einzig methodisch einwandfreie, aber finanziell sehr aufwendige wissenschaftliche Weg (Interventionsstudien).

Nach den Angaben des kardiologischen Instituts der Akademie der medizinischen Wissenschaften der Sowjetunion sind Reinfarkte bei Patienten, die drei Jahre unter intensiver ärztlicher Beobachtung standen, zu einer Seltenheit geworden, auch die Mortalität habe wesentlich abgenommen, und die Zahl der versäumten Arbeitstage habe sich um die Hälfte verringert (Unesco-Kurier 13, 32, 1972).
5. Die modernen Möglichkeiten der Dokumentation und der Datenverarbeitung machen derartige Langzeitstudien erst durchführbar und ergiebig.

Allein die Entwicklung der notwendigen Programme ist bereits sehr personalintensiv und kostenaufwendig.
6. Gesundheitspolitik ist heute zunehmend auch Wissenschaftspolitik.

6a) Definition der Gesundheitspolitik

Sie ist die Gesamtheit aller Maßnahmen zur Förderung der Gesundheit des Individuums und der Gesellschaft (K. STROBEL).

6b) Definition der Wissenschaftspolitik

Kontinuierliche und systematische Maßnahmen, die die Wissenschaften und die Anwendung ihrer Resultate fördern. Sie dient der Erkenntnisvermehrung und Erkenntnisanwendung (KLAPPBACHER).

Die Wissenschaft kann angesichts ihres exponentiellen Wachstums und der damit gegebenen unbegrenzten Möglichkeit zu forschen einerseits, der Begrenzung der öffentlichen Mittel und des wissenschaftlichen Arbeitskräftepotentials andererseits auf die Dauer nicht mehr der beliebigen freien Selbstentfaltung überlassen bleiben wie bisher. Zudem zwingen die schädlichen Nebenwirkungen des «Fortschritts der technischen Zivilisation» die Menschen zu vordringlichen Maßnahmen, die wiederum nur mit Hilfe der Wissenschaft gelöst werden können. Diese Einsicht hat in neuester Zeit in den Parlamenten der Industrieländer das Bedürfnis geweckt, Wissenschaft weitsichtig und langfristig zu planen, ihr Ziele zu setzen und Prioritäten festzulegen und zwar ausdrücklich im Hinblick auf die Bedürfnisse der Gesellschaft. Mit anderen Worten, es muß systematisch und umfassend Wissenschaftspolitik betrieben werden (Bericht der FAZ vom 19. 4. 1972, Nr. 91, Seite 33, über eine Europaratskonferenz).

7. Im Bereich der Sozial-Medizin sind an «mittelfristiger» Wissenschaftspolitik alle Instanzen der Gesellschaft (öffentliche und private) interessiert, welche Forschungsergebnisse für Entscheidungshilfen im sozialpolitischen Raum brauchen: z. B. Staat, Wirtschaft und nicht zuletzt auch die gesetzlichen Kranken- und Rentenversicherung.

8. Die Rentenversicherung ist an einer eigenen Forschung in ihrem Bereich wegen ihres gesellschaftlichen Auftrags interessiert, ja m. E. zu ihr verpflichtet.

Die erheblichen finanziellen Mittel, die im Sinne des § 1236 der RVO jährlich wegen des Vorranges der Rehabilitation vor der Rente ausgeschüttet werden, rechtfertigen eine Überprüfung, ob die angewandten Verfahren der Rehabilitation nicht nur medizinisch, sondern vor allem auch volkswirtschaftlich und sozialpolitisch vertretbar sind. Die Öffentlichkeit wird sich zunehmend über die Massenmedien (z. B. in Fernsehdiskussionen), über die Vertretung des Wahlvolks in den Landtagen und im Bundestag in ihrer Kontrollfunktion, mit diesen Problemen beschäftigen und Fragen stellen, die nur zu beantworten sind, wenn rechtzeitig und vorsorglich entsprechende Forschungsvorhaben interdisziplinär durchgeführt wurden. Unter dieser Rücksicht scheint mir die organisatorische und wirtschaftliche Beteiligung an der präventiv-kardiologischen Forschung nicht nur vertretbar, sondern mit der zunehmenden sozialmedizinischen Dringlichkeit der Probleme in viel größerem Ausmaß als bisher wünschenswert, ja unumgänglich.

Das erhebliche Interesse der Kranken- und Rentenversicherung an den Ergebnissen von einwandfreien Langzeit- und Interventionsstudien ist am Modell des Herzinfarkts besonders leicht deutlich zu machen. Es handelt sich um eine häufige, derzeit noch im Zunehmen begriffene Erkrankung mit erheblichen Rückwirkungen auf die Gesellschaft und das persönliche Schicksal des Erkrankten. Deshalb brauchen die Kostenträger Unterlagen, auf welche Art und Weise Vorbeugung vor und Rehabilitation nach dem Infarkt am wirksamsten und wirtschaftlichsten erreicht werden. Diese theoretisch wie praktisch eminent wichtige medizinische Problematik hat unsere «Ernährungs- und Edukationsstudie» entstehen lassen. Sie wird von einer neutralen

Arbeitsgruppe für kardiologische Langzeitstudien seit Herbst 1970 im Raume München durchgeführt und vom gemeinnützigen Verein «Arbeitsgemeinschaft für Prävention und Rehabilitation innerer Erkrankungen» getragen.
9. Sozialmedizinische Langzeitstudien brauchen für eine adäquate Organisationsform folgende Voraussetzungen
   a) die Forschungs- und Untersuchungsgruppen müssen *neutral* und unabhängig sein, um sich der differenzierten Aufgabe unabgelenkt widmen zu können (wer z. B. Therapie betreibt, ist befangen, wenn er die Ergebnisse dieser Therapie selbst beurteilen soll).
   b) die Organisation muß *überinstitutional* und *überregional* sein, weil ja verschiedene Institutionen und Instanzen an aussagekräftigen Ergebnissen interessiert sind. Auch sind große, einheitlich zu erfassende Gruppen erforderlich.
   c) Langzeitstudien müssen wegen der verschiedenartigen Aspekte *interdisziplinär* durchgeführt werden.
10. Auch die Finanzierung von Langzeitstudien ist wegen dieser Struktureigenheiten am besten durch neutrale, überinstitutionale, überregionale und interdisziplinäre Organisationsformen, z. B. durch einen gemeinnützigen, besonders förderungswürdigen Verein, dem alle Interessenten angehören, durchzuführen.

Literatur im Anhang

II. Zusammensetzung des Krankengutes zur Durchführung von Heilverfahren

Der gesetzliche Auftrag zum Heilverfahren in Kuranstalten der Rentenversicherungsträger

D. Schmädel

Vorbemerkung

Geht man bei einer systemimmanenten Betrachtungsweise der Heilmaßnahmen in Kuranstalten davon aus, daß die Legitimation von Heilmaßnahmen in Kuranstalten darin besteht, daß der gesetzliche Auftrag effektiv durchgeführt wird, so bekommt dieser gesetzliche Auftrag für die Beurteilung des gesamten Kurwesens eine zentrale Bedeutung. Bei einem jährlichen Aufwand von mehreren Milliarden DM für Kuraufenthalte und Kurmaßnahmen auf der einen Seite und bei einer sehr verbreiteten und von den Argumenten her nicht ohne weiteres zu widerlegenden Kritik an dem Kurwesen auf der anderen Seite, wird die Frage nach der Legitimation des gesamten Kurwesens zwingend. Systemimmanent betrachtet kann diese Frage nur beantwortet werden, indem bewiesen wird, daß die jetzigen Kuren eine effektive Durchführung des gesetzlichen Auftrags darstellen. Effektiv in diesem Zusammenhang soll heißen, daß die höchstmögliche Wirkung mit den geringsten Kosten erbracht wird.

Bevor man die Frage der Effektivität von Kuren, der Legitimation des Kurwesens usw. auch nur von der Problematik her in den Griff bekommen kann, ist es notwendig, sich mit dem gesetzlichen Auftrag selbst mehr zu beschäftigen. Laut Gesetz ist der Zweck der Kurmaßnahmen, die durch die Rentenversicherungsträger kostenmäßig getragen werden, die Erhaltung, Besserung oder Wiederherstellung der Erwerbsfähigkeit. Für die Einweisung in Kuranstalten kommen als Personenkreis folgende Personengruppen in Frage: Versicherte von Rentenversicherungsanstalten, Empfänger von Rente wegen Berufsunfähigkeit, wegen Erwerbsunfähigkeit und Empfänger von Hinterbliebenenrente, die wegen Berufsunfähigkeit die erhöhte Rente nach Artikel 1268, Absatz 2, Nr. 2 RVO beziehen. Der zentrale Begriff des Gesetzestextes Erwerbsfähigkeit muß wohl im Sinne von Arbeitsfähigkeit gedeutet werden. Arbeitsfähigkeit sagt präziser als Erwerbsfähigkeit, worum es geht: um die Fähigkeit, sich durch Arbeit Erwerb zu verschaffen. Es ist selbstverständlich, daß es auch andere Möglichkeiten gibt, sich Erwerb zu verschaffen, als durch Arbeit. Man kann z. B. über ein Vermögen verfügen, das Zinsen bringt. Auch das bringt einen Erwerb ein. Aus diesen Gründen ist dem Begriff Erwerbsfähigkeit der Begriff Arbeitsfähigkeit vorzuziehen. Die Worte Erhaltung, Besserung oder Wiederherstellung der Erwerbs- bzw. Berufsfähigkeit zeigen nun, daß die Kurmaßnahmen immer dann einzusetzen haben, wenn eine Gefährdung der Arbeitsfähigkeit vorliegt. GERCKE bemerkt aufgrund dieses gesetzlichen Auftrags ganz richtig, daß der Gesetzgeber nicht verlangt, daß eine der Ursachen der Bedrohung der Erwerbsfähigkeit, nämlich die Krankheit beseitigt oder behoben wird, sondern daß nur ihre Auswirkungen auf die Erwerbsfähigkeit gemindert bzw. beseitigt werden sollten.

Bevor man sich nun die Frage vorlegt, inwieweit der gesetzliche Auftrag als Maßstab für die Tätigkeit der Kuranstalten und des Kurpersonals geeignet ist, muß die Frage geprüft werden, welches die Bedingungen sind, die jemanden befähigen, berufstätig zu sein. In einem weiteren Schritt wäre dann zu prüfen, inwieweit und auf welche Bedingungen der Arbeitsfähigkeit durch die Heilmaßnahmen in Kuranstalten eingewirkt werden kann.

Bei der Betrachtung der Bedingungen der Fähigkeit, berufstätig zu sein, zeigt es sich sehr schnell, daß Gesundheit, d. h. also Fehlen von Krankheit, zwar eine notwendige, aber keine hinreichende Bedingung der Arbeitsfähigkeit ist. Wie das Beispiel von Minderheitsgruppen, die nicht mit dem herrschenden Norm- und Wertsystem dieser Gesellschaft, das weitgehend arbeitsmotivierend wirkt, übereinstimmen, zeigt, ist die Arbeitsmotivation für die Arbeitsfähigkeit ebenfalls von Wichtigkeit. Daß eine Minderung der Erwerbs- bzw. Arbeitsfähigkeit bei dauerndem Drogengenuß eintreten kann, ohne daß eine körperliche oder seelische Schädigung, die man mit Krankheit bezeichnen könnte, eingetreten sein muß, zeigen die Untersuchungen an Haschischrauchern. Auch bei diesen Gruppen handelt es sich um Minderheiten, in deren Norm- und Wertsystem die Arbeit nicht mehr als erstrebenswerter Wert und Arbeiten nicht als Norm, deren Verletzung Sanktionen nach sich zieht, angesehen wird. Nichtarbeiten wird dafür zur Norm, Arbeit wird nur insoweit nicht als Normverletzung der Gruppe angesehen, als sie zur Erwerbung derjenigen Geldbeträge nötig ist, die ein Überleben und den Erwerb von Drogen möglich machen.

Der gesetzliche Auftrag reicht von der Erhaltung bis zur Wiederherstellung der Erwerbs- bzw. Arbeitsfähigkeit. In diesem weiten Rahmen werden besondere Maßnahmen zur *Erhaltung der Arbeitsfähigkeit* nur dann notwendig sein, wenn durch die Arbeit einem Menschen so viel Energie abverlangt wird, daß er nicht mehr in der Lage ist, in der arbeitsfreien Zeit sich voll zu regenerieren. Wie schon GERCKE betont, wird bei diesem Kreis der Kurgäste der medizinische Befund relativ ärmlich sein. Laut Gesetz würde es aber schon genügen, eine Person in die Kur einzuweisen, wenn bei ihr Erschöpfungszustände, Konzentrationsschwächen und Kopfschmerzen oder ähnliche allgemeine Schwächebefunde vorliegen, weil dadurch die Arbeitsfähigkeit beeinträchtigt ist. Besonderes Augenmerk ist auf die Erhaltung der Arbeitsfähigkeit bei berufstätigen Frauen, die gleichzeitig Familie haben, zu legen. Doppelbelastung als Mutter und Ehefrau und gleichzeitig als im Arbeitsprozeß stehende Person führt in den meisten Fällen zu einer Belastung, die als Dauerbelastung nicht durchgehalten werden kann, sondern zu körperlichen und/oder seelischen Zusammenbrüchen führt.

Von Besserung der Arbeitsfähigkeit kann gesprochen werden, wenn durch die Heilmaßnahmen eine Beseitigung der Auswirkungen von gesundheitlichen Mängeln, die die Arbeitsfähigkeit mindern, erwartet werden kann. Das Ziel ist dabei, dem Behandelten entweder die Ausübung seiner beruflichen Tätigkeit mit geringerem Energieaufwand als vorher zu ermöglichen, um eine Erschöpfung zu verhindern, oder ihm die Annahme einer Arbeit, die höheren Energieaufwand benötigt, möglich zu machen. In diesem Zusammenhang ist aber auch daran zu erinnern, daß die Minderung der Arbeitsfähigkeit ebenso durch soziale und psychische Faktoren eintreten kann wie durch physische.

Relativ einfach ist die *Wiederherstellung der Arbeitsfähigkeit* zu beschreiben. Hier ist der Auftrag des Gesetzgebers recht deutlich. Zu behandeln sind alle, die die Arbeitsfähigkeit ganz oder teilweise verloren haben und bei denen Aussicht besteht, daß sie die Arbeitsfähigkeit ganz oder teilweise bei entsprechender Behandlung wiedererlangen können. Von dem weiten Spielraum des gesetzlichen Auftrags her ergibt sich auch ein weiter Spielraum für die *Gestaltung von Kuren*. Der Erhaltung der Arbeitsfähigkeit z. B. würden Erholungskuren zusammen mit einem leichten Fitneß-Training und gesundheitserzieherischen Maßnahmen in hohem Maße dienen. Sehr sinnvoll erschien für die Erhaltung der Arbeitsfähigkeit auch die Einrichtung eines Diagnostik-Centers für den genannten Personenkreis. Bei der Besserung der Arbeitsfähigkeit ist eine effektive Behandlung zu erwarten in Kuranstalten, die eingerichtet sind für die Behandlung von leichten, chronischen Leiden, aber auch für Entwöhnungskuren und Abmagerungskuren. Die Wiederherstellung der Arbeitsfähigkeit wird am besten in Spezialkliniken, in Rehabilitationszentren und in psychosomatischen Behandlungszentren vor sich gehen können. Daß sich hier der Auftrag der Rentenversicherungsträger mit dem Auftrag der Krankenkassen überschneidet, ist klar, denn die Kliniken übernehmen selbstverständlich auch die Aufgabe der Wiederherstellung der Arbeitsfähigkeit ihrer Patienten, wenn ihr *Auftrag* auch über *diesen Auftrag* hinausgeht.

Nachdem der gesetzliche *Auftrag* der Rentenversicherungsträger in bezug auf Heilmaßnahmen in Kuranstalten näher betrachtet wurde, ist nun zu fragen, inwieweit sich aus der jetzigen Kurpraxis und der jetzigen Praxis der Verordnung von Kuren eine *Durchführung des gesetzlichen Auftrags* ergibt. Diese Frage kann hier natürlich nicht beantwortet werden, dazu wären sehr umfangreiche empirische Forschungen nötig. Es lassen sich allerdings einige theoretische Vorüberlegungen anstellen, und zwar zum Verordnungsmodus der jetzigen Kuren und zur Messung des Kurerfolgs.

Die Frage, wie kommt jemand zu einer Kur, ist bis jetzt empirisch nicht untersucht. Es läßt sich vermuten, daß Kollegen oder andere Bekannte, die bereits in einer Kur waren, der Hausarzt, der Werksarzt oder der Krankenhausarzt und unter Umständen auch Publikationen den Anstoß geben, «auf Kur zu wollen». Der *Antrag zur Kur* wird dann meistens vom Haus- oder Werksarzt gemacht worden sein, wobei der Hausarzt keineswegs vom Gesichtspunkt Erhaltung, Besserung oder Wiederherstellung der Arbeitsfähigkeit ausgeht, sondern vom Gesundheitszustand des Kurbeantragers und den Chancen einer Gesundung durch Kurmaßnahmen. Dabei ist zu vermuten, daß weder dem Hausarzt noch dem Werksarzt die medizinischen und psychotherapeutischen Möglichkeiten der einzelnen in Frage kommenden Kuranstalten wirklich bekannt sind. Die Bewilligung der Kuranträge durch den Prüfarzt dürften nach dem Gesichtspunkt Heilung, soweit diese der Arbeitsfähigkeit nützt, geschehen. Näheres muß hier eine Untersuchung der abgelehnten Kuranträge erbringen, insbesondere die Analyse der Begründungen. Zu untersuchen wäre auch, inwieweit die Prüfärzte über die Heilungsmöglichkeiten und die allgemeine Struktur der Kuranstalten, in die sie verschicken, informiert sind.

Es kann also zusammenfassend gesagt werden: Der *jetzige Verordnungsmodus* filtert nicht die Personen, die es von der Arbeitsfähigkeit her benötigen, aus der Gesamtmasse heraus, sondern überläßt es dem Zufall, wer eine Kur beantragt. Erst dann werden durch die Prüfärzte aus denen, die eine Kur beantragen, diejenigen ausgewählt, die diese dringender als die anderen benötigen. Dabei weist die geringe Ablehnungsquote der finanzierenden Anstalten (z. B. bei LVA Württemberg 13 %) entweder darauf hin, daß relativ wenig Kuranträge eingehen, gemessen an dem zu vermutenden Potential der Kurgänger aufgrund des weiten gesetzlichen Auftrags, oder daß nach dem Prinzip vorgegangen wird, alle Kuranträge zu genehmigen, bis auf die Fälle, die keinen Kurerfolg im Sinne des Gesetzgebers erwarten lassen. (Ausschluß von Personen, die kurz vor der Berentung stehen oder bei denen keine Wiederherstellung der Arbeitsfähigkeit zu erwarten ist oder deren Antrag ungewöhnlich formuliert ist, entweder von der

Indikation oder der Terminologie her, usw.). Der jetzige Verordnungsmodus der Kuren entspricht somit dem gesetzlichen Auftrag nur teilweise, da er nicht aus der Gesamtheit der Versicherten, sondern nur aus den Antragstellern die Kurbedürftigen auswählt.

Bei der *Messung des Kurerfolgs* ergibt sich als wichtigste theoretische Vorklärung die Frage nach dem Meßinstrument und dessen Implikationen. Es muß ein Meßinstrument gefunden werden, das imstande ist, Kurerfolg im Sinne des Gesetzgebers klar auf Erhaltung, Besserung und Wiederherstellung der Arbeitsfähigkeit zu messen. Bis jetzt wurde versucht, Kurerfolg zu messen mit der Methode der *ärztlichen Untersuchung vor und nach der Kur,* wobei dieses vor und nach verschiedene Zeiträume umfassen kann. Ergibt sich bei diesen Untersuchungen eine Verbesserung in Hinsicht auf das Leiden und/oder das Allgemeinbefinden der Kurgänger nach der Kur, so spricht man von Kurerfolg (FÄRBER, BLOHMKE, KLEINSCHMIDT). Gegen diese Methode wird insbesondere von Funktionären der Rentenversicherungsanstalten eingewendet, daß sie für den Kurerfolg im Sinne des Gesetzgebers nur teilweise relevant sei. Kurerfolg sei nicht die Gesundung des Patienten, sondern eben die Erhaltung und Besserung und Wiederherstellung der Arbeitsfähigkeit. Diese Argumentation läßt sich m. E. schwer widerlegen, solange man den gesetzlichen Auftrag als legitim anerkennt.

Bei der *Methode der Berechnung der Fehlzeiten* in einem Zeitraum vor und nach der Kur wird ein Kurerfolg angenommen, wenn die Fehlzeiten im Zeitraum nach der Kur geringer geworden sind. Gegen diese Methode ist einzuwenden, daß sie eine unzulässige Einschränkung des gesetzlichen Auftrags voraussetzt. Fehlzeiten zeigen an, daß die Arbeitsfähigkeit bereits teilweise verloren wurde. Ob eine Erhaltung oder Besserung der Arbeitsfähigkeit erreicht wurde, ist damit nicht zu messen. Die Messung des Kurerfolgs mit Hilfe der Fehlzeiten zeigt außerdem eine bedenkliche Beschränkung der Betrachtung des Kurerfolgs auf die Sichtweite des Arbeitgebers. Der gesetzliche Auftrag der Kur zur Erhaltung, Besserung und Wiederherstellung der Arbeitsfähigkeit wird so in Heilmaßnahmen zur Verringerung von Fehlzeiten bei Arbeitnehmern uminterpretiert.

Eine *dem gesetzlichen Auftrag angemessene Messung* des Kurerfolgs kann m. E. nur darin bestehen, daß in einem näher zu bestimmenden Zeitraum vor und nach der Kur allgemeine oder u. U. spezielle auf die Berufstätigkeit des Kurgängers abgestellte *Leistungsmessungen* vorgenommen würden. Wenn diese Art den Kurerfolg zu messen auch zugegebenermaßen einen sehr viel höheren Aufwand erfordert als die Messung durch Fehlzeiten, so ist hier aber im Gegensatz zu den beiden genannten Methoden sichergestellt, daß Kurerfolg im Sinne des Gesetzes gemessen wird und nicht nach irgendwelchen anderen Kriterien.

Wie könnte nun der gesetzliche Auftrag der Rentenversicherungsträger wirksamer durchgeführt werden? Der *Auswahlmodus* für die Kuren müßte gewährleisten, daß diejenigen zur Kur kommen, die es gemäß den Kriterien des gesetzlichen Auftrags am nötigsten haben. Dazu ist erforderlich, daß die Kur nicht beantragt, sondern verordnet wird. Dabei ist davon auszugehen, daß einerseits eine begrenzte Anzahl von Kurplätzen zur Verfügung steht, andererseits ein Überangebot an Kurbedürftigen vorliegt. Es ist also auch unter den Kurbedürftigen eine Auswahl zu treffen, bei der Prioritäten gesetzt werden müssen. Dabei könnte man an folgende Rangfolge denken:

1. Diejenigen, deren Arbeitsfähigkeit ganz verloren gegangen ist und bei denen eine Wiederherstellung der Arbeitsfähigkeit durch eine Kur gute Chancen hat. Der Kreis dieser Personen dürfte nicht allzu groß sein, es dürfte ebenfalls klar sein, daß dieser Kreis Vorrang haben muß.

2. Diejenigen, deren Arbeitsfähigkeit teilweise verloren gegangen ist (hohe Fehlzeiten, Halbtagsbeschäftigung aus gesundheitlichen Gründen, Annahme einer energiesparenden leistungsschwächeren Arbeit) und bei denen Chancen bestehen, daß sie die volle Arbeitsfähigkeit durch eine Kur wieder erlangen können. Diese Gruppe wird bereits größer sein. Sie wird in der Berechtigung zur Kur an zweiter Stelle stehen. Bei einer systematischen Verordnung von Kuren an alle Mitglieder dieser Gruppe würden die Häuser, die vorhanden sind, sehr wahrscheinlich bereits kapazitätsmäßig überfordert sein.

3. Diejenigen, deren Arbeitsfähigkeit erhalten werden soll, bei denen also zu erwarten ist, daß ihre zur Zeit noch voll vorhandene Arbeitsfähigkeit bei der jetzigen Arbeit und sonstigen Belastung in der Zukunft verloren gehen könnte (allgemeine Erschöpfungszustände, Einschränkungen der Gesundheit, die nicht zur Arbeitsunfähigkeit führen, wie Kopfschmerzen, Rückenschmerzen, Krampfadern usw.). Diese Gruppe wird außerordentlich groß sein, eine volle Erfassung und Behandlung dieser Gruppe würde weit über die Kapazität der vorhandenen Häuser hinausgehen. Diese Gruppe wird bei der Beschickung der Kuranstalten am Schluß stehen müssen.

Eine wirksame Durchführung des gesetzlichen Auftrags zum Heilverfahren hängt aber nicht nur von der Auswahl der Kurgänger ab. Es muß außerdem klar sein, auf welche Beschwerden hin die Kurgänger behandelt werden sollen und welche spezifischen Behandlungskonzepte maßgeblich sind. Um das erste zu erreichen, ist es notwendig, daß die Kurgänger mit klaren *Diagnosen* eingeliefert werden, diese Diagnosen können nur in einem dazu befähigten Diagnose-Center, in dem auch eine Abteilung für psychische Diagnostik sein müßte, erstellt werden. Für die zweite Forderung besteht die Voraussetzung, daß eine eindeutige Schwerpunktbildung bei den Kuranstalten erfolgt. Diese Schwerpunktbildung bedingt nicht allein einen Unterschied in den Behandlungsmethoden, sondern in der Gesamtstruktur der jeweiligen Kuranstalt. Insbesondere könnten Schwerpunkte gebildet werden für die großen Erkrankungsgruppen: Herz-Kreislauf, vegetative Dystonie, Erkrankungen der Bewegungsorgane, Erkrankungen der Verdauungsorgane, unspezifische Erkrankungen der Lunge. Bei einer Schwerpunktbildung wären auch die von GORALEWSKY gemachten Vorschläge der Schwerpunktbildung Vorsorgekur, Frühheilverfahren, Heilverfahren mit zu beachten.

Diese theoretischen Ansätze für eine Effektivitätssteigerung der Kur können natürlich nur dann echte Entscheidungshilfen für die bei der Gestaltung der Kuren maßgeblichen Personen sein, falls empirisch bewiesen werden kann, daß Kuren, die so eingerichtet sind, bessere Erfolge erzielen als die jetzt üblichen Kuren. Dazu ist es nötig, daß der Mut aufgebracht wird, im Kurwesen kontrollierte Experimente zu starten, insbesondere Experimente mit Kuranstalten, in denen von der beruflichen Zusammensetzung des Personals, den Behandlungsmethoden und dem Personal-Patientenverhältnis neue Wege beschritten werden. Solche kontrollierten Experimente auf Zeit haben den Vorteil, daß sie einerseits empirische Ergebnisse liefern, andererseits die Kosten und Risiken weitgehender Neuerungen überblickbar machen.

Diese praktischen Überlegungen dürfen allerdings den Blick vor der grundsätzlichen Problematik des gesetzlichen Auftrags nicht verstellen. Laut Gesetz ist der Kreis derer, die berechtigt sind, eine Kur zu erhalten, reichlich groß. Es sind diejenigen der arbeitenden Bevölkerung, deren Arbeitsfähigkeit zumindest in dem Sinne gefährdet ist, daß eine frühzeitige, teilweise bzw. ganze Arbeitsunfähigkeit in der Zukunft zu befürchten ist, falls keine Vorsorgemaßnahmen ergriffen werden. Geht man davon aus, daß gehäufte und gleichmäßig über längere Zeit verteilte Fehlzeiten durchaus ein Indikator für den teilweisen Verlust der Arbeitsfähigkeit sind, so zeigt sich das ganze Ausmaß der Kurbedürftigen. Der gesetzliche Auftrag ist in seiner jetzigen Form nur deshalb nicht ad absurdum geführt worden, weil nur ein kleiner Teil der Kurbedürftigen eine Kur beantragt. Wie aber bereits ausgeführt wurde, ist die Auswahl der Kurgänger aus den Reihen der Kurbeantragenden von der sozialen Gerechtigkeit her gesehen ein höchst zweifelhaftes Verfahren, die finanziellen Mittel der Rentenanstalten unter das Volk zu bringen. Die soziale Gerechtigkeit würde es fordern, daß Kuren nach den objektiven Kriterien *verordnet* werden, da nur so von der Methode her auszuschließen ist, daß sich bei der Auswahl der Kurgänger von der Sache nicht gerechtfertigte Verzerrungen ergeben, wie z. B. daß der Anteil ländlicher Arbeitnehmer bei Kurgängern weit unter der statistisch zu erwartenden Zahl liegt. Mit dem gesetzlichen Auftrag der Rentenanstalten in bezug auf die Kur ist es ähnlich wie bei dem Abtreibungsparagraphen 218; nur deshalb, weil in beiden Fällen der gesetzliche Auftrag nicht *vollständig*, sondern nur sehr bruchstückhaft durchgeführt wird, sind einerseits die

Kuranstalten noch nicht überflutet und quellen andererseits die Gefängnisse noch nicht über.

Aber nicht nur von der Kapazität her tauchen Zweifel an der Durchführbarkeit des gesetzlichen Auftrags zum Heilverfahren auf. Ein anderer höchst problematischer Punkt ergibt sich durch den sehr leicht nachweisbaren objektiven Widerspruch, in den alle Ärzte, die als Angestellte der LVA im Kurwesen tätig sind, dadurch geraten, daß sie einerseits dem gesetzlichen Auftrag und andererseits ihrem *Standes- und Berufsethos* verpflichtet sind. Der gesetzliche Auftrag verlangt, daß alle Kurmaßnahmen und Behandlungen auf das Ziel der Erhaltung, Besserung und Wiederherstellung der Arbeitsfähigkeit hin ausgerichtet sind, Heilung ist nicht das primäre Ziel der Kur in dieser Sicht (u. a. GERCKE, KULPE). Auf der anderen Seite ist der Arzt aber eindeutig durch sein Standesethos verpflichtet, darauf hinzuarbeiten, daß sein Patient geheilt wird, seine Gesundheit wiedererlangt. Die Wiederherstellung, Besserung bzw. Erhaltung der Arbeitsfähigkeit kann niemals primäres Ziel ärztlicher Bemühungen sein, insoweit sich der Arzt seinem Standesethos verpflichtet fühlt. Für den Arzt muß es in dieser Sicht völlig gleichgültig sein, ob der Patient, den er heilt, dadurch wieder arbeitsfähig, hinrichtungsfähig oder liebesfähig wird. Zu diesem Problem können empirische Ergebnisse hoffentlich in absehbarer Zeit Klärung verschaffen.

Schließlich muß bei Überlegungen zur grundsätzlichen Problematik des gesetzlichen Auftrags zum Heilverfahren auch noch der gesamtgesellschaftliche Gesichtspunkt berücksichtigt werden. Die Frage, welche Funktionen die Kuranstalten in unserer Gesellschaft haben, wenn Zweck und Aufgabe dieser Anstalten im Sinne des Gesetzgebers interpretiert werden, hat v. FERBER mehrfach deutlich behandelt. Er führte aus, daß die Kur mit Hilfe von Zwangsversicherungsbeiträgen finanziert wird. Dadurch diene sie dazu, die im Arbeitsprozeß einer «unzulänglich programmierten und fahrlässig gesteuerten Gesellschaft» physisch und psychisch aufgeriebenen Arbeitskräfte notdürftig zu behandeln. Eine weitere Folge sei, damit eine von den Wirtschaftsführern verfolgte Politik des Macht- und Profitstrebens in bezug auf die Arbeitskräfte nicht zu mildern. Es werde auf diese Weise nicht erreicht, daß inhumane Arbeitsvollzüge, die voraussehbarer Weise zu physischen und psychischen Schädigungen führen müssen, abgeschafft würden. Vielmehr würden diese Arbeitsvollzüge dem Arbeitnehmer solange zugemutet, bis er physische oder psychische Schädigungen zeige, um dann der Rentenversicherung übergeben zu werden. Er kritisiert das mangelnde Interesse der Arbeitgeberschaft, auf humane Arbeitsbedingungen hinzuwirken und das Risiko der jetzt bestehenden Arbeitsbedingungen zu mildern. Er hält es für unzumutbar, daß dieses letztlich dem Arbeitnehmer aufgebürdet bleibt.

Die Provokation durch solche Thesen sollte Anlaß sein, die Problematik des gesetzlichen Auftrags zum Heilverfahren und dessen Durchführung immer wieder neu zu durchdenken und in gezielten, empirischen Untersuchungen Klarheit darüber zu bekommen, wie Rehabilitation geschehen soll.

Literatur im Anhang

Diagnostische und sozialmedizinische Gesichtspunkte bei der Auswahl zum Heilverfahren

C. Menschig

Über die Zusammensetzung des für Rehabilitationsmaßnahmen geeigneten Patientenkreises wurden sorgfältige, eingehende und aufschlußreiche Studien nach diagnostischen und sozialmedizinischen Aspekten angestellt. Wesentliche Erhebungen dazu stammen aus den staatlich anerkannten Krankenanstalten Neutrauchburg der Fürstlich-Waldburg-Zeilschen Kurverwaltung, einer vorzüglich funktionierenden klinischen Einheit, die sowohl die Rehabilitation als auch die Präventiv-Medizin umfaßt. Dort wird auch in erheblichem Umfange gezielte Forschung betrieben. Die dabei ausgerechneten Zahlen über Kurpatienten möchte ich ergänzen: bei 205572 im im Jahre 1968 von der Bundesversicherungsanstalt durchgeführten Heilmaßnahmen hatten 88 % der Versicherten organische Leiden; 19,8 % der Versicherten waren unter 39 Jahre alt.

Im Vordergrund stehen immer noch Krankheiten des Stützapparates und des Herz-Kreislaufsystems. Bei der hohen Zahl älterer Versicherten (80,4 % waren über 40 Jahre, 68,9 % über 50 Jahre) ist es verständlich, daß die Zahl der arteriosklerotischen Gefäßschäden relativ hoch ist. Auch nach dem Zahlengut der BfA dominieren hier die Männer gegenüber den Frauen in einem Verhältnis von 4:1. Schon seit langem ist bekannt, daß arteriosklerotische Gefäßschäden bei Frauen wesentlich seltener ausgebildet sind als bei Männern in vergleichbaren Altersklassen. Schon vor der Jahrhundertwende wurde dieses Krankheitsbild von erfahrenen Klinikern als typische Männerkrankheit betrachtet.

Als Gutachter hat man manchmal den Eindruck, daß jetzt, da die Frauen einem ähnlichen Streß unterworfen sind wie die Männer und heute fast mehr als diese dem Nikotinmißbrauch frönen, sich eine Verschiebung der Zahlen anbahnt.

Es wäre interessant zu erfahren, inwieweit eine ererbte Reaktionsbereitschaft bei

der Entstehung der Arteriosklerose mitbestimmend ist. Man darf diese bei der sehr starken Betonung äußerer Faktoren, so sehr diese auch berechtigt und bewiesen sind — Lebenswandel, Ernährung, psychische Belastung —, nicht außer acht lassen.
Bemerkenswert ist eine Beobachtung, daß man bei 20 eineiigen Zwillingspaaren mit Koronarsklerose eine Konkordanz von 50 % gegenüber 25 % bei zweieiigen Zwillingen beobachtete.
Nach Untersuchungen an Studenten der Johns Hopkins Universität waren Hypertensionen und koronare Herzkrankheiten am stärksten vertreten, wenn beide Elternteile daran litten. Über ähnliche Ergebnisse berichten amerikanische Lebensversicherungen nach Studien bei 18 000 Versicherten.
Hochdruckkrankheiten und Diabetes mellitus als Ursache oder Begleitkrankheiten der Arteriosklerose sind auch bei unseren älteren Versicherten besonders häufig. Auch hier sind die Männer stärker vertreten als die Frauen. So waren bei einer Gesamtzahl von 7467 Männern, die einen Hochdruck hatten, 5725 über 50 Jahre alt. Beim Diabetes mellitus betrug die Zahl 2207 bei einer Gesamtzahl von 3104.
Der große Anteil der kardiovaskulären Erkrankungen hat auch in der Sowjetunion zu eingehenden Studien geführt. Auch dort stellt man Zusammenhänge zwischen Lebensweise, den Arbeitsverhältnissen, der Ernährung, dem Alkohol- und Nikotingenuß als Umwelteinflüsse in den Vordergrund. Eine weitere Bedeutung hat in der sowjetischen Medizin die Betonung nervaler Faktoren in der Pathogenese der Arteriosklerose im Zusammenhang mit den humoralen und Stoffwechselprozessen.
Auf der Lehre Pavlovs basieren auch die Vorstellungen psycho-emotionaler Momente. Geistesarbeiter erwiesen sich als doppelt so anfällig für die Gefäßerkrankungen wie Arbeiter mit körperlichen Belastungen. Ein wesentlicher Punkt der Prophylaxe ist nach Ansicht der sowjetischen Sozialmediziner die Erziehung zur antihypertensiven Persönlichkeit, die sich durch Verträglichkeit, Sachlichkeit, Selbstkritik und Optimismus auszeichnet. Auch hier bieten sich sozialmedizinische Studien bei unseren Patienten an.
Die Begutachtung der Arteriosklerose wird bei einem Rentenversicherungsträger im allgemeinen die Erwerbsfähigkeit bzw. Erwerbsminderung betreffen. Es ist selbstverständlich, daß gerade hier eine sorgfältige und umfassende Diagnostik wichtig ist. Die bei diesen Kranken während der Heilmaßnahmen gemachten Beobachtungen werden für die Begutachtung besonders über den Verlauf der Arteriosklerose und das Verhalten der Persönlichkeit des Patienten eine wertvolle Hilfe sein. Im allgemeinen wird die Erwerbsfähigkeit der Arteriosklerosekranken vom Grad der Gefäßveränderungen und von dem ausgeübten Beruf abhängig sein. Das Schicksal dieser Kranken ist häufig von den koronaren und zerebralen Kom-

plikationen bestimmt. Man wird deshalb die Herzleistung besonders sorgfältig beobachten müssen.

Sogar bei schweren peripheren Durchblutungsstörungen wird der Grad der Erwerbsminderung oft stärker durch die kardiale oder koronare Leistungsminderung bestimmt als durch die periphere Durchblutungsstörung. Den Gutachtern der BfA wird daher immer wieder empfohlen, bei Gefäßkrankheiten nicht nur den funktionsgestörten Bezirk zu untersuchen, sondern einen gesamten Gefäßstatus zu erheben.

Bei der Auswahl der Patienten zum Heilverfahren sind sozialmedizinische Studien relevant. Ihr Sinn liegt zunächst darin, nicht nur theoretische Erwägungen zu sein, sondern Anregungen zu Wandlungen zu geben, wo Unzweckmäßigkeiten auffallen. Die Rentenversicherungsträger werden auch Überlegungen anstellen müssen, wieweit Folgerungen aus solchen Studien zu ziehen sind. Die Anstalten verfügen über genügend Elastizität und Wandlungsfähigkeit, um die Heilmaßnahmen von den Anregungen der medizinischen Wissenschaft bestimmen zu lassen.

Psychosomatik und medizinische Technik – Erwägungen zur Zusammensetzung des Krankenguts für Heilverfahren

H. Ch. Mäurer

Die Bundesversicherungsanstalt für Angestellte fühlt sich dem Thema der Reisensburg-Gespräche verbunden. Schon die vergangenen Gespräche haben dazu beigetragen, Mißverständnisse zu beseitigen, die Zusammenarbeit aller Beteiligten aufzuzeigen und Wege für eine effektive Arbeit in der Zukunft zu weisen.

Mein Thema ist sehr breit gefächert, und es ist zu fragen, wie ich zu ihm gekommen bin. Eines Tages suchte mich eine OP-Schwester von etwa 40 Jahren mit einem speziellen Wunsch auf. Sie erzählte mir voller Stolz, daß sie in psychotherapeutischer Behandlung war und nach etwa 150 Stunden einer psychoanalytischen Behandlung ihre Beschwerden verloren hätte. Es hatte sich bei ihr um eine unbestimmte Oberbauchsymptomatik gehandelt, für die keine somatischen Ursachen gefunden wurden. Als ich ihr zu diesem Erfolg gratulierte, offenbarte sie mir mit zufriedenem Gesicht, daß sie während der ganzen Zeit der psychotherapeutischen Behandlung über dem Sonnengeflecht – so drückte sie sich aus – einen kleinen Schrittmacher getragen habe. Sie habe einmal eine solche Kapsel, die entfernt worden war, im OP behalten und hatte die Polarität zwischen Psychosomatik und medizinischer Technik auf ihre Weise zur Deckung gebracht.

Tatsächlich sind nun unsere Rehabilitationsmaßnahmen zwischen diesen beiden Polen angeordnet. Auf der einen Seite psychologische Diagnostik und Therapie, auf der anderen Seite die mit technischen Hilfsmitteln ausgerüstete. Bevor ich darauf weiter eingehe, muß ich einige Zahlen nennen, die für das Verständnis unserer Problematik von Bedeutung sind. Wir müssen erst mit dem Problem der Quantität fertigwerden, bevor wir das der Qualität bewältigen können. Hierfür einige Beispiele. Im Jahre 1970 wurden von der Bundesversicherungsanstalt für Angestellte 242 000 stationäre Heilverfahren durchgeführt und abgeschlossen, dies in Kurkliniken und klinischen Sanatorien – zu etwa 73 % – wie auch in Kurheimen. Hinzu kommt eine Steigerung der berufsfördernden Maßnahmen um 50 % gegenüber dem Vorjahr. Diese Gesundheitsmaßnahmen haben nicht nur medizinische Bedeutung, sie sind auch ein beachtlicher Faktor für die Zusammenführung der Bevölkerung aus den einzelnen Bundesländern. Nach unseren Feststellungen kamen aus dem Land, in dem die Kurklinik liegt, nur annähernd 15 % der Versicherten. Diese Zahl wird im übrigen stark durch das Land Nordrhein-Westfalen beeinflußt, aus dem ein ungewöhnlich hoher Prozentsatz in unserer Kurklinik in Bad Driburg untergebracht war. Immerhin kamen aus anderen Bundesländern 85 % der Versicherten, und wenn man einmal die Main-Linie als Markierung nimmt, dann kamen 40 % der Versicherten, die in Kurkliniken nördlich dieser Linie untergebracht waren, aus einem Land südlich davon und vice versa. Im sozialen Bereich führen unsere Gesundheitsmaßnahmen die Menschen zusammen. Es wird in der letzten Zeit immer so viel vom klassenlosen Krankenhaus gesprochen. Etwa 17 % der Versicherten unserer eigenen Kurkliniken kamen an einem Stichtag aus einfachen Angestelltenberufen, wie Verkaufsfahrer, Schneider, Hausmeister und Stenotypistinnen. Etwa 78 % aus den Angestelltenberufen mit einer zusätzlichen Ausbildung über 2 Jahre, und 5 % waren Direktoren, Prokuristen, Ärzte, Studienräte.

Wenn vorhin die Zahlen über durchgeführte Gesundheitsmaßnahmen genannt wurden, so bedeutet dies, daß wir ja mit dieser Quantität fertig werden müssen, um unseren Auftrag zu erfüllen. Bevor ein Heilverfahren bewilligt wird, muß ein Arzt die Vorgänge prüfen. Auch bei uns herrscht die gleiche Situation, wie sie von den Gesundheitsministern der Länder erst jetzt wieder besorgt hervorgehoben wurde. Wir haben unbesetzte Stellen und eine deutliche Überalterung. Für die Heilverfahren müssen Betten bereitgestellt werden. Wenn sich die Anträge steigern, wie sich jetzt gerade übersehen läßt – am 15. 6. 1971 hatten wir 15,5 % Steigerungen, dann zieht sich bei allen großzügigen Planungen die Durchführung der Gesundheitsmaßnahmen hinaus. Vor diesem Hintergrund sind unsere Bemühungen zu

sehen, zwischen den beiden genannten Polen einen richtigen und zeitgemäßen Weg zu gehen.
Es ist gar keine Frage, daß zum jetzigen Zeitpunkt die somatische Betrachtungsweise noch weit überwiegt. Dies hat verschiedene Gründe:
1. Wird die Untersuchung von dem allgemeinen Gutachter bestimmt. Ihm ist die Einbeziehung psychischer Parameter ganz eindeutig – wie die Gutachten zeigen – nicht vertraut. Er verläßt sich auf die körperliche Untersuchung, weist der medizinischen Technik das Hauptgewicht zu und formuliert so das ärztliche Gutachten.
2. Dem kommt der Patient mit der Betonung des Körperlichen entgegen, was sicherlich damit zusammenhängt, daß eine Krankheit der Seele – wie er glaubt – ihn sozial abwertet. Darüber hinaus wünscht er sogar die technische Untersuchung, deren Ergebnis, mit einer Zahl oder etwas Faßbarem belegt, ihm eindrucksvoll erscheint.

Dem beratenden Arzt in der Zentralverwaltung, der nun sein Urteil fällen muß, wird auf diese Weise nur ein Teilaspekt des Versicherten vorgeführt.
Bei der Durchführung des Heilverfahrens sind die Verhältnisse z. T. etwas besser. Zumindest den in den Sanatorien und Kurkliniken tätigen Ärzten sind die Bestrebungen, wie sie z. B. in den Reisensburg-Gesprächen der früheren Jahre und von DELIUS u. a. immer wieder veröffentlicht wurden, eher bekannt. Außerdem haben diese Ärzte für den Versicherten mehr Zeit. Und doch muß ich immer wieder feststellen, daß es gerade den jüngeren Ärzten an Bewertungsmöglichkeiten fehlt, um gezielt den psychischen Hintergrund von Krankheiten zu erleuchten. Hinzu kommt, daß auch sie von ihrer Ausbildung an der Universität dem Primat der medizinischen Technik verschworen sind.
Wenn ich auf diese Dinge kam, so dann selbstverständlich mit Kritik. Ich selbst habe schon als junger Assistent SCHULZ-HENCKE zugehört und Kurse bei J. H. SCHULTZ belegt. Ich bin einfach davon überzeugt, daß sich das Gewicht von der medizinischen Technik mehr zur Psychodiagnostik verlagern muß, um zu einem ausgeglichenen Verhältnis zu kommen. Nüchtern sehe ich jedoch einen langen Marsch vor mir. Er beginnt mit der Fortbildung der Gutachter. Ist Material für die Ausbildung vorhanden, reduziert auf das unbedingt Notwendige, das sie dann auch, gerade weil es konzentriert und kompakt ist, lesen und beherzigen? Als Träger einer großen Sozialversicherung sind wir gerne bereit, mit den Ärzten, die für uns arbeiten, über die Fortbildung auf diesem Gebiet zu sprechen, wenn uns praktikable Fortbildungsmöglichkeiten geboten werden. Vielleicht hilft uns hier der programmierte Unterricht weiter.
RICHTER hat darauf hingewiesen, daß die Entwicklung der Psychosomatik in der täglichen ärztlichen Praxis langsam voranzugehen, wenn nicht gar zu stagnieren

scheint. LÜTH hat auf die große Kluft zwischen psychotherapeutischer Einsicht und psychotherapeutischem Handeln hingewiesen. Hier ist auch die Furcht vor dem großen Zeitaufwand erwähnt worden. In diesem Zusammenhang stelle ich immer wieder fest, welche Gleichsetzung zwischen Psychotherapie und den analytischen Verfahren in den Augen der meisten Ärzte eingetreten ist. Vor dem Hintergrund der Tatsache, daß die Bundesversicherungsanstalt für Angestellte schon Ende der fünfziger Jahre ambulante psychotherapeutische Maßnahmen durch Zuschüsse unterstützt hat, darf ich feststellen, daß mir auch hier die Gewichtigkeit, mit der die verschiedenen psychotherapeutischen Verfahren angeboten werden, falsch verteilt zu sein scheint. Es handelte sich bei unseren Bezuschussungen fast ausschließlich um psychoanalytische Verfahren, und gerade diese sind im Zusammenhang mit den stationären Gesundheitsmaßnahmen, über die wir uns unterhalten, praktisch nicht durchzuführen. Nun sind wir als Ärzte ja gewohnt, symptomatische Therapie zu betreiben, denn für wenige Krankheiten kennen wir eine kausale Behandlung. Dieser symptomatischen Therapie dürften wohl die zudeckenden Verfahren in der Psychotherapie entsprechen. Ich finde auch, daß Verhaltenstherapie und Gruppendynamik noch viel zu wenig in der Psychotherapie eingesetzt werden, und gerade diese Methoden eignen sich viel eher für unsere stationären Gesundheitsmaßnahmen. Mit ihnen können die in der klinischen Rehabilitation tätigen Ärzte auch viel eher durch Kurse und Selbstunterricht vertraut gemacht werden. Wir müssen mehr Ärzte, die wenigstens Teile der Psychotherapie beherrschen, zur Verfügung haben, wenn wir auf dem genannten Marsch vorankommen wollen.

Alle diese Bemühungen spielen sich zu einem Zeitpunkt ab, in dem die medizinische Technik immer weiter *fortschreitet*. Mit *fortschreitender* technischer Entwicklung wird der Mensch als Beobachter oder Steuermann immer häufiger als Teilstück in komplexe Systeme einbezogen. Dazu gehören vom Menschen bediente große industrielle Anlagen, vom Piloten gesteuerte Flugzeuge oder auch der Mensch als Benutzer großer Datenverarbeitungsanlagen, und in dem gleichen Maße erfolgt die Analyse biologischer Systeme unter Anwendung technischer Methoden. Die Fortschritte medizinisch-technischer Verfahren in der Diagnostik sind keineswegs zum Stehen gekommen. Die Untersuchung des Menschen mit Hilfe von Strahlen spielt sich weniger in der klassischen Radiologie als in der Nuklearmedizin ab. Durch Tracer-Substanzen werden biologische Stoffwechselvorgänge verständlicher gemacht und für die Diagnostik ausgenutzt. Die Elektrokardiographie, von allen Beteiligten als in einer Sackgasse befindlich angesehen, wird möglicherweise in den nächsten Jahren über die Magneto-Kardiographie zu besseren Kenntnissen der elektrischen Veränderungen im Herzmuskel führen. Andere und bessere chemische Parameter, nicht immer mehr, wie man

vielleicht glauben müßte, werden auch unsere Kenntnisse vom kranken Menschen erweitern, und es wird eine Aufgabe der klinischen Chemiker sein, Parameter zu finden, die auch bei Vorsorgeuntersuchungen von größerer Effektivität sind. Physikalische Suchverfahren, wie die Ultraschalldiagnostik, gewinnen an Bedeutung, und die zunehmende Miniaturisierung — ausgehend von der Raumforschung — ermöglicht in zunehmendem Maße intrakorporale Messungen. Die Einflüsse des örtlichen Klimas mit der Registrierung von Sferics und Technics, wie sie am Bioklimatischen Institut in Freiburg durchgeführt werden, werden uns möglicherweise Aufklärung über manche unerklärbare Reaktion des Patienten am Kurort wie auch allgemein in ärztlicher Behandlung geben. Doch bei all diesen Möglichkeiten soll noch einmal in aller Deutlichkeit festgestellt werden: Für den Einfluß dieser beiden Bereiche auf die Rehabilitation bedarf die Psychosomatik eines größeren Raumes, die medizinische Technik sollte sich qualitativ verbessern, nicht quantitativ ausweiten. Vielleicht liegt eine besondere Delikatesse darin, daß ich dies als Mitherausgeber einer Zeitschrift für biomedizinische Technik sage. Meine Ausführungen haben nicht den Sinn, nur die Polarität darzustellen, sondern ich sehe wie bei einem Fächer zwischen den beiden äußersten Stäben zahlreiche andere liegen, die mehr zur einen oder zur anderen Richtung neigen. Was liegt nun dazwischen? Mehr zur medizinischen Technik hin neigt die Bewegungstherapie, soweit sie an die Technik gebunden ist. Dies in letzter Zeit besonders dadurch, daß, bevor sie einsetzt, der Patient auf einem Fahrradergometer mit regelmäßiger Pulsmessung und Schreibung eines Elektrokardiogramms getestet wird. Für Herzinfarkt-Patienten hat diese Testung eine besondere Bedeutung gewonnen. DELIUS hat früher einmal auf das Mißverhältnis zwischen Deutschland und anderen Ländern in Europa hinsichtlich der Bewegungstherapie nach Infarkt hingewiesen. Inzwischen ist hier ein erheblicher Wandel eingetreten dank seiner und HALHUBERS intensiven Bemühungen. Wir führen Anschluß-Gesundheitsmaßnahmen auf diesem Gebiet durch, doch sehe man bitte diese wieder vor dem Hintergrund einer bundesweiten Aktivität. Wir sind gerade dabei, langfristig ein System zu organisieren, das Transportweg und Transportart berücksichtigt und dazu führen wird, daß Herzinfarkt-Patienten spätestens vier Wochen nach der Entlassung aus dem Krankenhaus einer Anschluß-Gesundheitsmaßnahme zugeführt werden. Zur Zeit sind wir allerdings nur in der Lage, die wenigen Anträge, die gezielt bei dieser Indikation auf uns zukommen, schnellstens zu erledigen. Erst wenn wir unser System aufgebaut haben, werden wir aktiv mit der Unterrichtung der Krankenanstalten vorgehen.
Bewegungstherapie allgemein — sie zeigt schon mehr zum anderen Ende des Fächers — ist uns aber auch bei anderen Krankheiten ein besonderes Anliegen. Nach KELLERMANN stammten noch 1850 13 % aller Arbeitsenergie aus menschlicher

Muskelkraft. 100 Jahre später war der Mensch nur noch mit 0,9 % am Aufbringen der Arbeitsenergie beteiligt. Wir möchten so, wie es in den Reisensburg-Gesprächen der vergangenen Jahre das Anliegen war, die Passivität des Versicherten verändern. Wir versprechen uns davon einen Einfluß auf den allgemeinen Gesundheitszustand der Bevölkerung. So werden wir in diesem Jahr ein Jugend-Sanatorium eröffnen, bei dem die Bewegungstherapie mit im Vordergrund der Behandlung steht, und die Planungen für eine Kurklinik speziell für Bewegungstherapie in einem dafür geeigneten Gelände sind abgeschlossen. Ein weiteres Jugend-Sanatorium wird im nächsten Jahr fertig werden.

Die diätetische Behandlung des Patienten während des Heilverfahrens, der wir schon immer eine besondere Bedeutung zugemessen haben, wird jetzt verstärkt durch eine Diätberatung. Sie wird jedoch nicht nur theoretisch sein, sondern soll auch mit praktischen Übungen, gegebenenfalls sogar unter Hinzuziehung — freiwillig natürlich — der entsprechenden Familienangehörigen verbunden sein. Für diese diätetische Behandlung ist es zu einer erfreulichen Kooperation mit den meisten Kur- und Badeorten gekommen. Ernährungsberaterinnen werden regelmäßig Vorträge in Kurkliniken halten und stehen dann dem Patienten zur Einzelberatung zur Verfügung. Sie werden unterstützt durch die eigenen Diätassistentinnen, die in dieser Situation sowohl Lernende wie Helfende sind.

Dies leitet über zu einem weiteren Abschnitt des genannten Fächers, nämlich der Information und Motivation in der Medizin. MENSCHIG hat aufgezeigt, wie wichtig die Bundesversicherungsanstalt für Angestellte diese Maßnahmen nimmt. Wir werden unsere Aktivität in dieser Richtung verstärken. Die ersten vorbereitenden Gespräche über Informationsmittel, wie sie uns jetzt mit modernen audiovisuellen Verfahren zur Verfügung stehen, haben stattgefunden. Es muß uns gelingen, unsere Versicherten so zu motivieren, daß sich die gemachten Erfahrungen während des Heilverfahrens auch nachher auswirken. Diese Informativmedizin läßt sich wirkungsvoll nur in enger Zusammenarbeit mit Psychologen durchführen. In noch stärkerem Maße nähern wir uns dem anderen Ende des Fächers, wenn es darum geht, soziale und psychische Faktoren während der Gesundheitsmaßnahmen zu beachten. Dies gilt auch dann, wenn die soziale Epidemiologie uns gelehrt hat, daß soziale Bedingtheiten auch bei Krankheiten vorkommen, bei denen eine psychische Ursache im engeren Sinne nicht im Vordergrund steht. ENKES Vorschlag ist beherzigenswert, sozial-psychologische, soziotherapeutische und sozialrehabilitative Maßnahmen in allen Kurkliniken durchzuführen und die wenigen psychosomatischen Kurkliniken als Schulungsstätten für Ärzte und für anderes Personal anzusehen. Was ENKE in der Soziotherapie sieht, nämlich in den stationären Heilmaßnahmen im Patienten den Grund für gesundheitsförderndes Verhalten möglichst tief anzulegen, halten auch wir für unerläßlich. Ebenso energisch müssen die Kurkliniken daran gehindert werden, ein Krankenhaus in seiner jetzigen soziologischen Struktur nachzuahmen. Die Kurklinik ist für den Versicherten der Ort, in dem er mit Hilfe aller Segmente des genannten Fächers an seine soziale Umgebung im weitesten Sinne adaptiert werden soll. Wir sind bereit, an Modellen für diesen Zweck mitzuarbeiten. Wir werden noch in diesem Jahr in zwei Kurkliniken die ärztliche Arbeit in Partnerschaft mit einem Psychologen durchführen, und ich plane für das Jahr 1972 in meiner engsten Umgebung die Einstellung eines Sozio-Psychologen. So stehen in dem von mir geschilderten Sinne die rehabilitativen Maßnahmen der Bundesversicherungsanstalt für Angestellte zwischen der Psychomatik und der medizinischen Technik, und wir sind bereit, alle Anregungen zu verarbeiten mit dem Ziel, die klinische Rehabilitation weiter zu verbessern.

Patientengruppen — Sozialpsychologische Gesichtspunkte bei ihrer Zusammenstellung

E. ENKE-FERCHLAND

Der sozialpsychologische Aspekt bei stationärer Anwendung von Heilmaßnahmen beschäftigt uns seit Jahren. Einige empirische Studien gaben direkte Antworten auf Teilaspekte des Gesamtthemas. Wir haben dennoch keine *endgültige* Antwort auf die Fragen nach der Zusammensetzung der stationären Behandlungsgruppen gefunden, nämlich inwieweit chronische und akute Erkrankungen gemeinsam behandelt werden können, junge und alte Patienten zusammengelegt werden können, ob es dem Gesamtklima dient oder schadet, wenn männliche und weibliche Patienten in gleichen Häusern oder gleichen Stationen behandelt werden, ob ähnliche oder sehr unterschiedliche Krankheitsgruppen in unmittelbarer Nähe zueinander behandelt werden. Hinweise für die genannten Fragen können die empirischen Untersuchungen allerdings inzwischen geben.
Eines ist aber in allen Untersuchungen bisher deutlich geworden: Die *Dringlichkeit*, psychosoziale Faktoren während der Kur zu berücksichtigen, läßt sich nicht allein als ergänzende Funktion der Behandlungsintensität — d. h. der Quantität der Verordnungen und Medikationen verstehen. Denn die Interaktionsprozesse spielen in jeder Form von Heilbehandlung eine gewichtige, wenn nicht gar entscheidende Rolle, d. h. die medizinische Seite der Kurbehandlungen sollte systematisch um

diesen Aspekt ergänzt werden; Körper und Seele sind bei dem Standpunkt der heutigen Entwicklungen nicht mehr alternativ zu verstehen.
Die determinierenden Faktoren, die sich aus den empirischen Studien für das Interaktionsgeschehen innerhalb der Klinik als bedeutsam erwiesen haben, sollen hier noch einmal in Thesen zusammengefaßt werden:
1. Mit zunehmender Größe des Klinikums steigen Ängstigung und Verunsicherung bei den behandelten Patienten.
2. *Angstreduzierende* Faktoren sind
   — permanente Kontakte in kleinen und kleinsten Gruppierungen, die dem Patienten einen höheren Grad von Intimität erlauben,
   — permanente Kontakte zwischen Patienten mit gleicher Verweildauer.
3. Der Einfluß des therapeutischen und ärztlichen Personals ist für das Interaktionsgeschehen determinierend: die beim ärztlichen und therapeutischen Personal geschätzten Patienten sind auch die beliebteren innerhalb der Patientengruppe.
4. Das Interaktionsverhalten der Patienten ist nicht ausreichend interpretiert, wenn darin *persönlichkeitsspezifische* Faktoren des jeweiligen Patientenkreises gesehen werden.

Sozialpsychologisch lassen sich diese empirischen Befunde in einem übergreifenden Gruppenkonzept integrativ verstehen: Die wirtschaftlich rentable Größe der modernen Kurkliniken mit einer Bettenkapazität zwischen 100 und 300 Betten ist für eine aktive Orientierung des Patienten innerhalb der Klinik in dem üblichen Behandlungszeitraum von vier Wochen zu groß. Die meiste Zahl der Kurkliniken provoziert weder durch die äußere Organisation, noch durch therapeutische Maßnahmen die Bildung sogenannter «face to face groups», das sind kleinere Gruppen, die sich von Angesicht kennen und deshalb einen intensiveren Kontakt haben könnten. Es kommt zu Spontangruppierungen, die mehr den Charakter der Isoliertheits- und Einsamkeits*abwehr* haben als den einer aktiven Bewältigung im Sinne des therapeutischen Zieles. Wir sind deshalb nicht der Auffassung, die VON HATTINGBERG vertritt, daß *allein* die persönlich-individuelle Perspektive des behandelnden Arztes auch das Interaktionsklima einer Kurklinik bestimmt. Die Orientierung des Patienten an der Arzt-Persönlichkeit läßt sich sozialpsychologisch als eine Ausrichtung an den bekannten und vertrauten Autoritätspersonen verstehen, die die Ausbildung von Substrukturen — also kleinen Gruppen behindert. VON TROSCHKE berichtet, daß das Arzt-Patient-Verhältnis eine entscheidende Determinante der Kurerfolgseinschätzung ist.

Das eben geschilderte Problem möchte ich an einem einfachen Bild deutlich darstellen. Sie kommen in einen Raum, in dem 200 Personen sitzen, die Sie nicht kennen, die aber alle das gleiche Ziel haben wie Sie. Ein Redner, die Autoritätsperson der Veranstaltung, trägt vorn vor. Sie könnten versuchen, die Ihnen nächstsitzenden Personen zu begrüßen – Sie würden es vermutlich bald aufgeben, alle Personen begrüßen zu wollen. Als Teilnehmer einer größeren Gruppe nehmen Sie passiv an einem Geschehen teil. Wenn Sie sich nun aktiv, als Einzelperson, einsetzen wollten, könnten Sie versuchen, mit dem vorn Vortragenden Kontakt aufzunehmen. Alle die mit Ihnen sitzenden Personen streben letztlich diesen Kontakt an. Dadurch entsteht eine sehr hohe Belastung für den Vortragenden – und es entstehen sehr hohe Erwartungen. Der Redner ist überfordert. Dieser Kontakt wäre legitim, ist aber kaum realisierbar und deshalb nicht für alle gleich befriedigend. Der Kontakt zu Ihrem Nachbarn beispielsweise könnte befriedigend sein, weil an ihn ja nicht die gleichen massiven Erwartungen der übrigen geknüpft sind; dieser Kontakt wäre aber illegitim im Rahmen dieser Veranstaltung. Eine solche Vereinzelung in einer Großgruppe von beispielsweise 200 Personen führt deshalb zwangsläufig zu regressiven Mechanismen und zu Inaktivität in bezug auf die therapeutischen Ziele. Jede *Einflußnahme auf das Kommunikationsgefüge* ist entweder nur über spezielle Machtmittel des jeweiligen Patienten oder durch gewissensbelastende und hoffnungslose Aktionen der Einzelpersonen möglich.

Eine Lösung für das Problem der Vereinzelung und Abhängigkeit des Patienten im Rahmen einer Heilbehandlung wäre die früher schon einmal angedeutete legitime und sinnvolle Bildung von Untergruppen («face to face groups»), in denen alle miteinander bekannt sind, Probleme persönlich behandelt und diskutiert werden können und durch Diskussionen ein Konsensus erreicht werden kann. Eine solche Untergruppierung von 10 bis 15 Personen, die im Rahmen des Hauses einen Namen und eine Funktion haben müßte, könnte eine echte Meinungsbildung unter den Patienten herbeiführen und diese durch Erfahrungen dahin führen, daß sie ihre Krankheit wirklich wie ihr Problem behandeln und sich damit auseinandersetzen, also ein aktives Krankheitsverständnis und -erleben für den Patienten ermöglichen. Nun könnte man fragen: Was ist das für ein aufwendiger Prozeß und warum ist die Meinung von Kurpatienten überhaupt interessant? Gehen jetzt nicht schon über mehrere Jahre die Klagen der medizinischen Institutionen dahin, daß Kurpatienten Kurkonsumenten seien? Patienten werden in einem sozialpsychologisch verstandenen Rollenfunktionsgefüge erst dann verantwortlich und aktiv, wenn sie auch Gelegenheit haben, Verantwortlichkeit und aktive Auseinandersetzung zu *praktizieren*. Die von SCHADE vorgelegte Interpretation einer teilnehmenden Beobachtung weist ganz klar auf den Tatbestand von Abhängigkeit und Aggressivität innerhalb der Patientenschaft hin. Er interpretiert dieses Verhalten im Zusammenhang mit den LEWINschen Führungsexperimenten. Das würde für die Konzeption einer sozialen Rehabilitation bedeuten, daß nicht nur das Versagen einzelner Ärzte an dieser Situation schuld ist, sondern unser medizin-soziologisches Allgemeinverständnis, das diese Institution geprägt hat und für unsere heutigen Behandlungskonzepte immer noch Kur-Patienten-Untertanen permanent produziert.

Wir haben inzwischen einige Beispiele, wie Kurkliniken in dem angedeuteten Sinne organisiert werden könnten: AHLBRECHT, WITTICH und WERNER haben Erfahrungen zu den sozialpsychologisch relevanten Punkten mitgeteilt. Alle drei Genannten leiten psychosomatische Kliniken. Wir haben aber von den empirischen Befunden aus wie auch dem psychoanalytisch-sozialpsychologischen Behandlungskonzept keinen Grund anzunehmen, daß dieses Modell *nur eine spezielle Indikation* für eine psychosomatische und psychotherapeutische Klinik ist, sondern hier liegt ein Arbeitsansatz für Kurkliniken *überhaupt*.

Ein solches Modell ist bei der Entwicklungsstufe unserer medizinischen Institutionen eine dringende Indikation — praktisch ist damit eine sehr schwere Aufgabe verbunden, weil eine Neuorientierung auch des ärztlichen Personals erforderlich wäre. Es ist schwierig und mühsam für den Arzt, auf die vielen positiven Erwartungen der Patienten nicht eingehen zu können und statt dessen Forderungen oder auch gar Kritik anhören zu müssen. Es hat sich gezeigt, daß Patienten, die Kritik üben und Forderungen an das heutige Krankenhaus in all seinen Variationen haben, daß diese Patienten eigentlich diejenigen sind, die reifer und selbstverantwortlicher an der Aufgabe der Gesundung mitarbeiten können.

III. Untersuchungsergebnisse

Psychische Probleme und soziales Verhalten von Kurpatienten

J. VON TROSCHKE

Über das Verhalten von Kurpatienten während des Kuraufenthaltes, über die Einstellungen zum Kranksein und zu dem, was sie während der Kur erleben, gibt es bisher nur wenige empirische Untersuchungen. Die Literatur über die Situation von Tbc-Patienten ist etwas umfangreicher, läßt sich aber wegen der anderen Kurbedingungen (Dauer: mehrere Monate, nur Tbc-Kranke usw.) nur bedingt verwerten.

Deshalb wurde von mir vom 24. Juli bis zum 3. September 1969 in der Kuranstalt «Schwabenland» in Neutrauchburg eine eigene empirische Untersuchung zur Erforschung des Rollenverhaltens von Kurpatienten durchgeführt.

1. Ansatz

Die Untersuchung derartiger, noch weitgehend ungeklärter Probleme verlangt ein besonderes methodisches Vorgehen. Deshalb wurden verschiedene Untersuchungstechniken miteinander kombiniert.

1.1 Eine nicht teilnehmende, direkte Beobachtung aller Patienten durch den Untersuchungsleiter an den speziellen Plätzen für soziale Interaktion (Eßsaal, Aufenthaltsräume).

Da die Patienten zumeist in Einzelzimmern untergebracht und durch die Anlage der Kurklinik in unüberschauberer Weise frei beweglich waren, reichte die einfache Beobachtung zur Erforschung der gestellten Probleme nicht aus.

Daneben war es notwendig, den Untersuchungsleiter in einer für alle verständlichen, klar definierten Rolle in das soziale Feld einzuführen, ohne damit die Verhältnisse entscheidend zu verändern.

1.2 Deshalb wurde außerdem eine teilnehmende Beobachtung in der Rolle eines «Patienten-Betreuers» durchgeführt. In dieser Funktion war es möglich, mit den Kurpatienten über psychische und soziale Probleme zu sprechen.

Durch einen Anschlag am «Schwarzen Brett» wurde auf diese neue Position aufmerksam gemacht. Eine begrenzte Anzahl von Patienten bekam bei der Ankunft

ein Merkblatt ausgehändigt, in dem die Rolle des Patienten-Betreuers genauer erklärt und darauf hingewiesen wurde, daß dieser sie zu einem mit dem ärztlichen Sekretariat zu vereinbarenden Termin auf ihrem Zimmer aufsuchen würde.
Mit diesen besonders angesprochenen Patienten wurden drei Gespräche geführt:

— zu Beginn der Kur
— in der Mitte der Kur
— gegen Ende der Kur

Im ersten Gespräch verhielt sich der Patienten-Betreuer soweit als möglich passiv und ließ den Patienten erzählen (im Sinne der ›nicht direkten Methode‹ von ROGERS), wobei er ihn positiv in seinen Aussagen bestärkte, ohne aber selber Meinungen zu äußern. Diese Methode wurde auch in den beiden folgenden Gesprächen durchgeführt, wobei aber zunehmend mehr strukturierte Fragen (nach einem Interviewleitfaden) gestellt wurden.
1.3 In der zweiten Hälfte der Untersuchung wurde eine Sprechstunde des Patienten-Betreuers für *alle* Patienten eingeführt.
1.4 Am Ende meines Aufenthaltes in Neutrauchburg erfragte ein Psychologiepraktikant (KLÄR) in der Rolle eines Urlaubers die Einstellungen der Kurpatienten zum Patienten-Betreuer.
KLÄR und allen an dieser Untersuchung beteiligten Ärzten soll an dieser Stelle herzlich für ihre Mitarbeit gedankt werden.
Mit diesem Untersuchungsansatz konnte ein umfangreiches Material gewonnen werden.
Im folgenden sollen an Hand der Patienten-Betreuer-Gespräche einige exemplarische Ergebnisse dargestellt werden, um daran anschließend grundsätzliche Überlegungen zum Rollenverhalten von Kurpatienten zu entwickeln.

2. Beschreibung der Stichprobe der Patienten-Betreuer-Gespräche

2.1 Insgesamt wurden 39 Patienten während ihres Kuraufenthaltes in Patienten-Betreuer-Gesprächen erfaßt.
Geplant war, das Verhalten von Malignompatienten mit dem anderer Kurpatienten zu vergleichen. Aufgrund der Information, daß die Mehrzahl der nach Neutrauchburg überwiesenen Malignompatienten Frauen seien und daß diese etwa die Hälfte der Belegung einer bestimmten Station ausmachten, sollte unsere Stichprobe auf diese Patientinnen beschränkt werden.
Während des Untersuchungszeitraums bestätigte sich diese Information leider nicht. Außerdem kamen weniger Patienten als erwartet. Deshalb wurden später Patientinnen einer anderen Station hinzugenommen.
Tabelle 1 zeigt die Verteilung von Alter und Familienstand der Stichprobe:

Tabelle 1

Alter	Gesamtzahl	Familienstand		
		ledig	verh.	gesch. verw.
21—40 Jahre	8	5	3	0
41—60 Jahre	28	5	11	12
über 61 Jahre	3	3	0	0
Durchschnittsalter = 47,8 Jahre	N = 39	N = 13	N = 14	N = 12

Der Altersdurchschnitt liegt mit 47,8 Jahren etwas über dem Durchschnitt von 41,8 Jahren der weiblichen Patienten der Kuranstalt «Schwabenland» im ersten Halbjahr 1969.

Es fanden sich etwa gleich viel ledige, verheiratete und geschiedene oder verwitwete Patientinnen. Ob in dieser Hinsicht unsere Stichprobe repräsentativ ist, war nicht festzustellen, da keine vergleichbaren Zahlen vorlagen.

2.2 Es war geplant, drei Gespräche durchzuführen, für die jeweils eine Zeit von 30 bis maximal 45 Minuten angesetzt war.

Tabelle 2

	durchgeführt	verweigert	verpaßt	Kurabbruch
1. Gespräch	37	—	2	—
2. Gespräch	34	2	1	2
3. Gespräch	32	2	2	3
	N = 103			
	(= 92 % von 112 möglichen Gesprächen)			

Fünf Gespräche konnten nicht durchgeführt werden, weil drei Patienten ihre Kur abgebrochen hatten.

Vier Gespräche wurden verweigert, fünfmal ergaben sich Mißverständnisse in bezug auf den verabredeten Termin.

Insgesamt wurden 103 von 112 möglichen Gesprächen durchgeführt, das entspricht einer Quote von 92 %.

Dieser außerordentlich hohe Prozentsatz läßt die Interpretation zu, daß bei den Patienten ein großes Bedürfnis nach derartigen Gesprächen bestand.

2.3 Die 39 Patienten litten unter folgenden Symptomen oder Krankheiten. (Die Diagnosen wurden aus den Überweisungsbriefen und den kurärztlichen Krankenberichten zusammengestellt.)

Tabelle 3

Folgen von Operationen und schweren Krankheiten . . . . 12 Pat.

       davon Malignompatienten: 4 Pat.
       Pat. mit Malignomangst: 3 Pat.
                                           7 Pat.

Anämien . . . . 3 Pat / 3 Pat.
Linksschenkelblock + Koronarsklerose . . . . 1 Pat.
psychosomatische Krankheiten . . . . 23 Pat

Als *psychosomatisch* wurden folgende Diagnosen bezeichnet:

— vegetative oder neurozirkulatorische Dystonie
— labile Kreislaufverhältnisse bzw. «orthostatisch hypotone Kreislaufdysregulationsstörung»
— Erschöpfungszustände
— funktionelle Magen-Darm-Störungen
— Verspannungen der Muskulatur
— diffuse Herzbeschwerden

Als Symptome wurden am häufigsten Kopfschmerzen (13mal) und Schlafstörungen (16mal) genannt.

Ein Beispiel für eine psychosomatische Leidensgeschichte ist Frau O. N. 47 Jahre. Sie hatte bisher fünf ärztliche Diagnosen für die sie ständig begleitenden Kopfschmerzen bekommen:

in der Pubertät	— «Das ist wachstumsbedingt»
als Zwanzigjährige	— «Sie brauchen einen Mann»
in der frühen Ehe	— «Wenn Sie erst einmal Kinder haben»
in der späten Ehe	— (Nach sexuellen Differenzen mit dem Ehemann) von einem Gynäkologen: «Suchen Sie sich doch einen Freund»
im Klimakterium	— «Das sind die Wechseljahre»

Dieses Beispiel soll die Schwierigkeiten des Kurarztes mit Patienten zeigen, die mit psychosomatischen Diagnosen zur Kur kommen. Diese Patienten haben oft reiche Erfahrungen mit Ärzten und versuchen, den Kurarzt mit ihren Beschwerden zu testen. Sie beobachten sehr genau und urteilen kritisch. Führt der Kurarzt — ohne weiter hinzuhören — die vorgebrachten Beschwerden gleich pauschal auf «den Klimawechsel», «das Übergewicht» oder ähnliches zurück, so hat er das

Vertrauen des Patienten verloren. Wir werden später auf die Probleme des Arzt-Patient-Verhältnisses noch zurückkommen.
23 Kurpatienten (59%) hatten also vorwiegend psychosomatische Beschwerden. Dieser Prozentsatz entspricht der oberen Grenze des mit 40 bis 60% angegebenen Anteils der psychosomatischen Kranken in der Allgemeinpraxis.
Rechnet man die sieben Patienten mit Karzinom- bzw. Rezidivängsten noch dazu, so ergibt sich, daß bei mindestens drei Viertel der Kurpatienten schon allein aufgrund der ärztlichen Diagnosen psychische Probleme vermutet werden müssen.

3. Ergebnisse

3.1 Psychische oder soziale Probleme des Patienten.
Unabhängig von diesen Rückschlüssen aus den Krankheitsbildern wurden die Patienten-Betreuer-Gespräche ausgewertet in bezug auf etwaige psychische oder soziale Probleme des Patienten. 27 von 37 Patienten (über 2 Patienten konnten keine eindeutigen Aussagen gemacht werden) hatten akute oder subakute psychosoziale Probleme.
Die individuellen Konflikte wurden im Hinblick auf ihre Therapierbarkeit eingeordnet.

Tabelle 4

Art der Therapie	Anzahl der Patienten		
keine	10		
Aussprache	14		
beratendes Gespräch	4	≙ 68%	≙ 73%
Psychotherapie	9		

N = 37 (2 Pat. waren nicht einzuordnen)

10 Patienten äußerten keine relevanten Probleme, die therapeutische Hilfe notwendig erscheinen ließen.
Dagegen wurden in 73% der Gespräche persönliche Probleme ins Gespräch gebracht.
Probleme, bei denen eine *Aussprache allein* als genügende Hilfe angesehen werden konnte, hatten 9 Patienten. In diese Kategorie wurden u. a. folgende Patienten eingeordnet:

Pat. A. S. machte sich Sorgen, weil sie sich bei der Renovierung ihres Hauses mit 24 000,— DM verschuldet hatte. Sie meinte, sie sei in einer Pechsträhne.
Pat. E. M. kämpfte seit Jahren um einen eigenen Schreibtisch im Büro.
Pat. M. G. war völlig vereinsamt, seitdem ihr Mann vor 2 Jahren an Krebs gestorben war.

Probleme, die ein *beratendes Gespräch* notwendig erscheinen ließen, fanden sich bei 14 Patienten.
Hier mußten z. B. folgende Patienten eingeordnet werden:

Pat. E. D. war während der Kur im Kontakt mit Männern — nach dem sie sich sehnte — sehr durch Schuldgefühle verunsichert, weil ihr Mann sie verlassen hatte, um seinen ehemaligen «Kurschatten» zu heiraten.
Pat. M. D. war durch eine Kiefer-Gaumen-Spalte sehr im Sprechen behindert und hatte deshalb Angst vor sozialem Kontakt.
Alle Malignompatienten und diejenigen, welche akute Angst vor Krebs hatten.

25 Patienten (= 68 %) hatten Probleme, mit denen sie allein nicht fertig wurden. In diesen Fällen wären neben der somatischen Therapie psychische Hilfen in Form von Patienten-Betreuer-Gesprächen als nützlich und ausreichend anzusehen.
Vier Patienten hatten hochgradige Probleme, die eine fachkundige *Psychotherapie* notwendig erscheinen ließen.

Pat. L. N. war vor einem Jahr von ihrem «sexuell brutal» erlebten Mann geschieden worden, nachdem sie wegen der Kinder immer wieder versucht hatte, die Ehe zu retten. Sie lebte in der Vorstellung, daß alle Männer sie sexuell mißbrauchen wollten. Die Pat. äußerte Suizidgedanken.
Pat. U. S. hatte 10 Monate wegen einer chronischen Hepatitis im Krankenhaus gelegen und hatte (berechtigte) Angst vor einer Zirrhose. Der Mann hatte sich während dieser Zeit eine Freundin ins Haus geholt. Vor 3 Monaten hatte die Pat. einen Suizid versucht.
Pat. U. A. (22 Jahre) stotterte seit einem von ihr als Schock bezeichneten Erlebnis im 9. Lebensjahr. Sie litt sehr darunter und war stark gehemmt im sozialen Kontakt.

Bei den vier Patienten dieser Gruppe wäre zu überlegen, ob eine Kur in einer psychosomatischen Kuranstalt angebrachter gewesen wäre.

3.2 Soziales *Verhalten von Patienten* während der Kur.
Hier sind vor allem die Beziehungen der Kurpatienten untereinander wichtig.
Im zweiten Gespräch wurden die Patienten u. a. gebeten, anzugeben, wieviel Mitpatienten sie namentlich kennen und wieviele ihnen aus Gesprächen oder gemeinsamen Aktivitäten bekannt wären, ohne daß sie den Namen kennen würden.

Tabelle 5

Zahl der bekannten Mitpatienten

Zahl bekannter Patienten	Die befragten Kurgäste kannten andere Kurgäste		
	mit Namen	ohne Namen	INSGESAMT
0— 1	1	14	0
2— 3	4	6	1
4— 5	7	1	5
6— 7	8	3	3
8— 9	7	1	6
10—11	2	3	4
12—13	1	1	4
über 14	4	5	11

Überraschend ist, daß allgemein häufiger Patienten namentlich gekannt werden. Das findet seine Erklärung darin, daß von insgesamt 244 bei Namen gekannten, 132 von der Tischgemeinschaft her bekannt waren.

Zwar kannten nach 14 Tagen 22 Patienten jeweils sechs und mehr andere Patienten beim Namen, aber die sozialen Kontakte waren zumeist auf das gemeinsame Essen beschränkt.

15 Patienten hatten unabhängig von der Kenntnis des Namens mit weniger als zehn Patienten sozialen Kontakt gehabt.

Die Patienten wurden nach ihrem Alter unterteilt. Es zeigte sich, daß die über 50jährigen verhältnismäßig weniger Patienten kannten — also isolierter waren — als die unter 50 Jahre alten.

20 Patienten (also die Hälfte) fühlten sich in den ersten Tagen des Kuraufenthaltes einsam und litten unter Kontaktschwierigkeiten.

In der Mitte der Kur klagten immer noch zwölf Patienten, daß sie sich einsam und allein fühlten, ohne den Mut zur Kontaktaufnahme finden zu können. Diese Patienten waren zumeist in Tischgemeinschaften, in denen sie nicht ‹warm wurden›.

Nur 17 Patienten hatten keine Schwierigkeiten, andere Kurpatienten kennenzulernen.

Im dritten Gespräch am Ende der Kur gaben 23 Patienten an, ‹engere Beziehungen› zu anderen Kurpatienten gehabt zu haben, neun davon hatten auch engere Beziehungen zu männlichen Kurpatienten gehabt. Nur drei Patientinnen wollten diese als ‹Kurschatten› bezeichnet wissen.

HALLWACHS und ENKE-FERCHLAND haben in ihren Untersuchungen die Bedeutung des gemeinsamen Kuranfanges für das Gesellungsverhalten von Kurpatienten festgestellt. Meine Ergebnisse zeigen, daß vor allem die älteren Kurpatienten (über

50 Jahre) Schwierigkeiten haben, mit Patienten Kontakt aufzunehmen, die vor oder nach ihnen zur Kur gekommen sind.
Die Malignompatienten zeigten keine abweichenden Verhaltensmuster. Sie empfanden es als positiv, mit ‹gesunden› Patienten zusammen zu sein und versuchten, im Kontakt mit diesen über ihre eigenen Ängste hinwegzukommen.

3.3 Rückblickende Beurteilung des Kuraufenthaltes
Am Ende der Kur wurden im dritten Patienten-Betreuer-Gespräch einige rückblickende Fragen gestellt.

Tabelle 6

Auf die Frage, was für sie bei diesem Kuraufenthalt *am wichtigsten* gewesen wäre, wurden folgende Angaben gemacht:

‹Ruhe›	10 Pat.
‹abschalten›, ‹aus dem Alltag 'rauskommen›	8 Pat.
‹körperliche Therapie, Anwendung›	6 Pat.
‹seelisch entkrampfen›	2 Pat.
‹erholen›, ‹wieder arbeitsfähig werden›	2 Pat.

Bei der Kur hatten den Patientinnen *am besten* gefallen:

Einzelzimmer	10 Pat.
Landschaft	8 Pat.
Organisation	4 Pat.
Sorglosigkeit	4 Pat.
Ruhe	2 Pat.
persönliche Freiheit	2 Pat.
ärztliche Betreuung	2 Pat.
alles gleich gut	3 Pat.

Auf die Fragen, was ihnen *am wenigsten* gefallen hätte, nannten

ärztliche Betreuung	7 Pat.
zu wenig Unterhaltungsmöglichkeit	5 Pat.
schlechtes Wetter	3 Pat.
zu viele Patienten	3 Pat.

Auf die schlechte Beurteilung der ärztlichen Betreuung von immerhin 20 % der Befragten werden wir im folgenden zurückkommen.

Im dritten Gespräch sollten die Patienten auf einer fünfwertigen Skala abschließend ihren Kuraufenthalt beurteilen und zwar in bezug auf

— körperliche Erholung
— seelische Erholung
— Erholung insgesamt
— Arzt-Patient-Verhältnis
— Betreuung insgesamt

Die Auswertung der Antworten ergab folgende Mittelwerte für die einzelnen Skalen:

Tabelle 7

Mittelwerte der Einschätzungen

		Mittelwerte	Dr. X	Dr. Y	Diff.
Erholt	körperlich	3.84	3,39	4,22	0,83
	seelisch	3,75	3,47	4,00	0,53
	insgesamt	3,86	3,08	4,55	1,47
Arzteinschätzung		*3,00	*2,25	*4,67	*2,42
Betreuung insgesamt		4,09	3,86	4,66	0,90

Vergleicht man die Mittelwerte für die einzelnen Fragen, so zeigt sich, daß alle Beurteilungen über dem Wert «3» der fünfwertigen Skala liegen — also grundsätzlich ein positives Ergebnis.

Die «Betreuung insgesamt» wird am besten beurteilt, dann kommen die «Erholung insgesamt», «Erholung körperlich», «Erholung seelisch» mit etwa gleichen Werten. Eindeutig am schlechtesten wird das «Arzt-Patient-Verhältnis» beurteilt. Da die untersuchten Patienten von zwei verschiedenen Ärzten behandelt wurden, war interessant, ob dieses Ergebnis abhängig von unterschiedlichen ärztlichen Verhaltensmustern war.

Es zeigten sich entscheidende Unterschiede zwischen den Einschätzungen der beiden Patientengruppen.

Die Patienten des einen Arztes — Dr. X — urteilten in allen Fragen negativer.

Die Arztbeurteilung ist bei diesen Patienten deutlich am schlechtesten mit einem Wert von nur 2,25 — welcher als einziger der gefundenen Mittelwerte zum negativen Pol der fünfwertigen Skala tendiert.

Die Patienten des anderen Arztes — Dr. Y — beurteilten dagegen das Arzt-Patient-Verhältnis mit dem höchsten Wert von 4,67 insgesamt am besten.

Die Differenz zwischen den Einschätzungen beträgt 2,42 Punkte. Im «Vorzeichentest» fand sich trotz der geringen Fallzahl eine hochsignifikant positive Beurteilung des Dr. Y und eine signifikant negative Beurteilung des Dr. X. Mit dem Chi^2-Test errechnet sich der Unterschied in der Arztbeurteilung als hochsignifikant ($p<0.001$).

Interessant ist, daß das Arzt-Patient-Verhältnis alle anderen Einschätzungen beeinflußt. Der stärkste Einfluß war bei der Beurteilung der «Erholung insgesamt» festzustellen. Die Patienten des Dr. Y fühlten sich durchschnittlich um 1,47 Punkte besser erholt als die Patienten des Dr. X. Der geringste Einfluß war bei der «seelischen Erholung» festzustellen, wobei zu bedenken ist, daß für diesen Bereich weniger der Arzt als der Patienten-Betreuer als zuständig angesehen wurde.

Die «Betreuung insgesamt» — also der ganze organisatorische Rahmen der Kur — wurde von allen Patienten sehr positiv beurteilt. Doch ist auch in diesem Bereich ein entscheidender Unterschied zwischen den beiden Patientengruppen festzustellen. Die Rangfolge der fünf Beurteilungen ist bei beiden Gruppen trotz der verschiedenen Höhe der Bewertungen gleich. Nur die Arzteinschätzung steht einmal an erster und das andere Mal klar an letzter Stelle.

Es läßt sich also feststellen, daß das Arzt-Patient-Verhältnis die allgemeine Einstellung zum Kuraufenthalt und den Erfolg der Kur (Erholung insgesamt) entscheidend beeinflußt.

Diese Ergebnisse und andere führen zu einer allgemeinen Charakterisierung der Situation von Kurpatienten.

3.4 Zwei Problemkreise sollen kurz erläutert werden:

3.41 Die meisten Patienten bringen unverarbeitete Konflikte mit zur Kur: Sie leiden an psychosomatischen Krankheiten und haben psycho-soziale Probleme, mit denen sie nicht fertig geworden sind.

Die Zeit vor der Kur war oft besonders belastend durch berufliche oder familiäre Überforderungen. Der Patient kommt aus einer Streß-Situation zur Kur und erlebt eine plötzliche Entlastung. Das aber ist nicht *nur* positiv zu werten. Die vielfältigen Ablenkungen des Alltagslebens erleichterten ein Verdrängen von Problemen. Sie kommen wieder ins Bewußtsein, wenn die Außenanforderungen wegfallen. Während der Kur hat der Patient ungewohnt viel Zeit, über sein Leben nachzudenken. Er sieht sich unvermittelt mit vielen Zweifeln konfrontiert und ist seinen selbstkritischen Reflexionen oft nicht gewachsen.

3.42 Viele Patienten haben seit Jahren in den gleichen unveränderten sozialen Bezügen gelebt. Die Neuorientierungen, die von ihnen verlangt wurden, waren nur geringfügig und verteilten sich über längere Zeiträume.

Ein Kuraufenthalt dagegen erfordert übergangslos eine Vielzahl neuer Orientierungen.

a) In den ersten Tagen sieht sich der Patient verwirrend vielen Terminen gegenüber, denen er nachkommen muß. Fast ohne Hilfe muß er sich in der fremden Umgebung zurechtfinden. So kommt es, daß er die Orte, zu denen er bestellt ist, nicht findet, daß er zu spät kommt oder Termine ganz versäumt. Dadurch werden bei vielen Patienten Unsicherheit und Schuldgefühle ausgelöst.

b) Dazu kommt die Notwendigkeit, sozialen Kontakt aufzunehmen, was vielen Patienten große Schwierigkeiten macht. Einige sind zum erstenmal allein von zu Hause fortgefahren. Die gewohnten sozialen Beziehungen, welche Sicherheit gaben, fehlen plötzlich. Der Neuankommende sieht sich konfrontiert mit einer Vielzahl unbekannter Menschen. Viele — vor allem die älteren Patienten — sind nicht gewohnt, mit fremden Menschen Beziehungen einzugehen. Die sozialen Kontakte im Beruf waren legitimiert durch ein sachliches Anliegen und zumeist auf dieses begrenzt.

Während des Kuraufenthaltes sehen dagegen viele Patienten keinen Ansatzpunkt für ein Gespräch. Sie warten darauf, angesprochen zu werden, und können nicht den Mut aufbringen, von sich aus aktiv zu werden.

Sie sehen die anderen immer in Gruppen zusammenstehen und miteinander Unternehmungen planen und empfinden ihre eigene «Unfähigkeit» besonders schmerzlich.

Dabei besteht allgemein ein großes Bedürfnis nach freundschaftlichem Sozialkontakt.

Die einzige Gelegenheit, andere Patienten kennenzulernen, ist für viele die Tischgemeinschaft beim Essen. So beginnen auch die meisten Bekanntschaften und Kurfreundschaften als Tischgespräche. Wer aber das Pech hat, niemanden an seinem Tisch zu weiteren Kontakten bereit zu finden, und wer darüber hinaus verpaßt, am Anfang seiner Kur in eine der bestehenden Gruppen aufgenommen zu werden, der bleibt meist die ganze Zeit allein. Ein großer Teil der Patienten leidet unter dieser Einsamkeit.

c) Ein weiterer wichtiger Faktor ist die starke Betonung des Erotischen im Kurleben. Der «Kurschatten» ist dafür ein bekanntes Symbol.

Folgende Ursachen spielen dabei u. a. eine Rolle: Die Kurpatienten sind allein gekommen, die gewohnten sozialen Bindungen sind «auf Zeit» aufgehoben. Verheiratete Patienten empfinden die Nichtanwesenheit des sonst allgegenwärtigen Partners besonders deutlich.

Für die älteren Patienten verbinden sich mit «Werbung» und «Flirt» Erinnerungen an die verlorene Jugend, die sie noch einmal zurückholen möchten. Vor allem wird das Geschehen aber durch die jüngeren Patienten bis 35 geprägt. Diese verhalten sich oft regressiv, indem sie in pubertäre Verhaltensweisen zurückfallen. Sie bilden lautstarke Gruppen – denen der Halbstarken nicht unähnlich – reißen Witze und flirten demonstrativ (die Hauptbeschäftigung ist das gemeinsame Tanzengehen am Abend). Wer nicht mithält, wird zum Außenseiter.

Vor allem die Frauen zwischen 30 und 50 – besonders, wenn sie in ihrer Ehe glücklich sind – werden durch die von diesen Gruppen geprägten Verhaltensnormen stark verunsichert. Sie würden auch gern zum Tanzen gehen, fürchten sich aber vor den demonstrativen Werbungen der Männer.

4. Zusammenfassung

Viele Patienten bringen unverarbeitete Konflikte mit, die durch die Situation des Kuraufenthaltes bewußt werden und sie verunsichern. Dabei ist zu betonen, daß es sich *nicht* um Neurotiker handelt, die in anderen Kuranstalten besser untergebracht wären.

Während des Kuraufenthaltes ergibt sich eine Reihe spezifischer Probleme (sozialer Kontakt, Neuorientierung, Kurschatten), mit denen die Patienten oft nicht glauben *allein* fertig zu werden.

Sie suchen also Hilfe, wenden sich an den *Arzt* und bringen ihm großes Vertrauen entgegen. Sie wollen sich einmal aussprechen und erhoffen sich Ratschläge zu ihren Problemen. Auf den Arzt als Vaterfigur werden alle unbefriedigten Wünsche nach Geborgenheit und Abhängigkeit projiziert.

Die Ärzte dagegen sind in ihrer Ausbildung ausschließlich zur somatischen Behandlung und zur kurativen Rehabilitation sozialisiert worden. Deshalb war es ihnen noch nicht möglich, sich voll mit den eigentlichen Rehabilitationsaufgaben zu identifizieren. Sie fühlen sich bedrängt durch die emotionalen Erwartungen ihrer Patienten und wissen oft nicht, wie sie sich verhalten sollen (z. B., wenn eine Patientin zu weinen anfängt). Sie fühlen sich in ihren Verhaltensmustern verunsichert und reagieren mit Abwehr. Sie suchen Sicherheit in somatischen Diagnosen und unterbrechen die Patienten, wenn sie ihre psychosozialen Schwierigkeiten anbringen wollen.

Die *Patienten* fühlen sich unverstanden und zurückgewiesen. Sie sind entweder zutiefst enttäuscht und resignieren, oder sie versuchen es noch einige Male, indem sie den Arzt von sich aus aufsuchen. Sie bieten ihm dann ein somatisches Symptom (Kopfschmerzen, Schlafstörungen etc.) an in der unbewußten Hoffnung, so doch noch zu dem erwünschten Gespräch zu kommen. Der Arzt fühlt sich belästigt, meint, seine wertvolle Zeit zu vergeuden und wird noch abweisender.

So reagiert aber nur ein Teil der Ärzte. Andere erkennen die Bedürfnisse ihrer Patienten und bemühen sich, ihnen zuzuhören, auf ihre Probleme einzugehen und soweit es möglich und notwendig ist, ihnen Ratschläge zu geben. Welch großer Effekt sich mit derartigem Verhalten erreichen läßt, zeigt das Beispiel des Dr. Y. Seine Patienten fühlten sich verstanden. Sie beurteilen nicht nur das Arzt-Patient-Verhältnis weitaus besser, sondern ihre Einschätzungen der «Erholung insgesamt» sowie der «Betreuung» während der Kur werden in positiver Richtung beeinflußt. Ein Kuraufenthalt kann vielen Patienten eine Chance bieten, ihr bisheriges Leben zu überprüfen, psycho-soziale Probleme aufzuarbeiten und neue Verhaltensmuster einzuüben.

Dazu sind einige Veränderungen zu empfehlen, um neben den unverkennbaren

Vorteilen der somatischen Rehabilitation auch der psychosozialen gerecht zu werden. Die besonderen Erwartungen der Kurpatienten sollten stärker berücksichtigt werden. Dazu sind eine weitere Erforschung des Problemkreises notwendig sowie eine auf den bereits gewonnenen wissenschaftlichen Erkenntnissen aufbauende Fortbildung aller in der Rehabilitation Tätigen.

Unsere Ergebnisse haben gezeigt, daß der Arzt ohne großen Aufwand an Zeit – allein durch seine Bereitschaft «zuzuhören» – den Kurerfolg entscheidend positiv beeinflussen kann. Um die Kuranstalten in ihrer heutigen Form nicht zu überfordern, scheint es außerdem empfehlenswert, eine Position wie die des Patienten-Betreuers zu etablieren. Dieser wäre vorwiegend für diejenigen Patienten zuständig, bei denen der behandelnde Kurarzt schwerere Konflikte vermutet. Außerdem könnte der Patienten-Betreuer organisatorische Aktivitäten übernehmen, um den Patienten das Einleben zu erleichtern und die Gruppenbildung zu fördern. In Teambesprechungen aller am Kurleben aktiv beteiligten Mitarbeiter könnten dann den jeweiligen Gegebenheiten angepaßte, optimale Rehabilitationsmaßnahmen erarbeitet werden.

Literatur im Anhang

Alter und Diagnose-Ergebnisse einer psychodiagnostischen Untersuchung

B. MALZAHN

Einleitung

In den Kurkliniken spielen die beiden Diagnosen: «vegetative oder neurozirkulatorische Dystonie» und die sogenannte «Präsklerose» u. a. aus folgenden Gründen eine besondere Rolle: Einerseits werden sie bei einem sehr hohen Prozentsatz der Kurpatienten gestellt. Andererseits aber sind diese beiden Diagnosen in der klinischen Praxis nur schwer zu differenzieren, dies vor allem wegen der Ähnlichkeit der in den Diagnosen berücksichtigten Symptome.

Solche Symptome sind z. B. die folgenden funktionellen Störungen: Schwindelzustände, Schlafstörungen, Kopfschmerzen, Wetterfühligkeit, Herzbeschwerden, Störungen der Sensibilität, Störungen der Motorik usw.

Als psychische Korrelate der Störungen sind zu nennen: «Nervosität», Mangel an Konzentrationsfähigkeit, herabgesetzte Leistungsfähigkeit, Affektlabilität.

Ein wesentliches Kriterium, in dem sich die beiden diagnostischen Gruppen zu unterscheiden scheinen, ist offenbar das Lebensalter. In diesem Sinne ist wohl TOBIASCH zu verstehen, wenn er darauf hinweist, daß «... die neurozirkulatorische Dystonie ... gewöhnlich in jüngeren Jahren diagnostiziert» wird.

Eine weitere Unterscheidungsmöglichkeit leitet FAHRENBERG aus dem Vorhandensein nachweisbarer pathologisch anatomischer Veränderungen ab: «Vegetative Dystonie ... bezeichnet funktionelle, d. h. grundsätzlich reversible Störungen der neurovegetativen Regulation ohne nachweislich pathologisch-anatomische Grundlage.»

«Von dem klinischen Begriff ‹Präsklerose› ist nach TOBIASCH die Rede, wenn Anamnese und Befund eines Patienten über die Zeichen einer Physiosklerose hinausgehend auf eine atherosklerotisch bedingte Durchblutungsstörung hinweisen ...» Zum klinischen Nachweis der Frühdiagnose «zerebrale Durchblutungsstörung» werden in der Kuranstalt Schwabenland Ophthalmodynamogramme erstellt und ausgewertet.

Im Bezug auf die beiden genannten Krankheitsbilder sollen in dieser Untersuchung zwei Fragenkomplexe auf empirischem Wege angegangen werden, die uns neben anderem im Rahmen der Rehabilitationsforschung bedeutsam erscheinen:

I. Wenn die Diagnose «vegetative Dystonie» nachweislich bei jüngeren Patienten erstellt wird, andererseits aber feststeht, «daß die Gefäßveränderungen, die zu zerebralen Durchblutungsstörungen führen, offenbar eine Anlaufzeit von Jahrzehnten haben» (TOBIASCH), dann wäre zu untersuchen, ob es nicht die Dystoniker sind, die später den hohen Prozentsatz der Präsklerosen ausmachen?
Für die Rehabilitationsaufgabe würde das bedeuten, daß den Dynostikern eine ganz besonders intensive prophylaktische Behandlung zur Vermeidung gerade der Gefäßveränderungen zukommen muß, zumal es sich, wie es in der Definition heißt, bei den Dystonikern noch um reversible Störungen handelt.

II. Wenn die Diagnose «Präsklerose» nachweislich bei älteren Patienten gestellt wird, können wir sagen, daß sich die Gruppe der älteren Kurpatienten aus Präsklerotikern und Nicht-Präsklerotikern zusammensetzt?
Diese Trennung scheint nun sehr problematisch zu sein, da gründliche Anamnesen in den Kurkliniken zu dem Schluß geführt haben, daß sich bei vielen Nicht-Präsklerotikern, die mit internistischen Diagnosen wie z. B. Herz- oder Leberleiden, Diabetes usw. eingewiesen wurden, durchaus auch präsklerotische Symptome zeigten.

Vergleichen wir nämlich die Beschreibungen der «normalen» Altersveränderung in der Literatur mit den psychischen Störungen, die bei den Präsklerotikern am häufigsten genannt werden, so stoßen wir auf große Übereinstimmung. Als Symptome und charakteristische Veränderungen alternder Menschen stehen ebenso an erster Stelle: Vergeßlichkeit, Mangel an Umstellungsfähigkeit, Konzentrationsunfähigkeit und Leistungsversagen. Aus dem Dargestellten ergibt sich nun zwangsläufig die wesentliche Frage, ob die vorwiegend altersbedingte Symptomatik der Präsklerose bei allen anderen Krankheitsbildern in einer bestimmten Altersgruppe als eine Art Hintergrundfunktion in Erscheinung tritt, was für die Krankenversicherungsträger ohne Zweifel von Bedeutung sein dürfte.

Ferner stellt sich die Frage, ob nicht die definierte Diagnose «Präsklerose», die ja doch im populären Sprachgebrauch die abwertenden Begriffe «Abbau, Verkalkung» usw. impliziert, einen verunsichernden Einfluß auf die Einstellung dieser Patienten zu ihrer Krankheit hat.

Das Ziel dieser Arbeit soll es nun sein, zu diesen Fragenkomplexen mit Hilfe psychodiagnostischer Verfahren einige klärende Aussagen zu machen. Mit den uns zur Verfügung stehenden psychodiagnostischen Meßinstrumenten sind wir in der Lage, folgende, für die genannten Krankheitsbilder relevanten Faktoren anzugehen: Beeinträchtigung der Merkfähigkeit, hirnorganischer Abbau, Grad der Konzentrations- und Leistungsfähigkeit, Ausmaß der vegetativen Labilität und die Ausprägung der Persönlichkeitsdimensionen, Extraversion, Rigidität, Neurotizismus.

Stichprobe und Methode

Aus zwei Gründen wurde die Stichprobenauswahl auf männliche Kurpatienten beschränkt:
1. Weil das Syndrom der Präsklerose bei Männern häufiger beobachtet wurde als bei Frauen;
2. aus methodologischen Erwägungen: durch die geschlechtsbezogene Homogenisierung der Stichprobe sollte eine potentielle intervenierende Variable ausgeschaltet werden.

Die Verfahren zur Überprüfung der genannten Faktoren wurden so ausgewählt, daß sie trotz breiter Aussagekraft ein Minimum an Zeit beanspruchten. Auf projektive Verfahren wurde verzichtet, weil sie für unsere Fragestellung zu aufwendig gewesen wären, außerdem ohne spezielle Ausbildung nicht auswertbar und nicht interpretierbar sind. Bei den angewandten psychometrischen Verfahren besteht die Möglichkeit, daß sie auch vom Kliniker ohne besondere Testerfahrung durchgeführt werden können. Bei allen Verfahren handelt es sich um psychodiagnostische Instrumente, die testtheoretischen Anforderungen genügen. Folgende Tests waren die Grundlage unserer Untersuchung:
1. Mit dem Untertest «Zahlen nachsprechen» aus dem Hamburg-Wechseler-Intelli-

genztest für Erwachsene wurde die Merkfähigkeit geprüft. Als Maß gilt die Summe der Zahlen, die vorwärts und rückwärts richtig nachgesprochen, d. h. gemerkt wurden.

2. DCS-Diagnostikumszerebralschaden nach Hiller-Weidlich, ein Test zur Messung von hirnorganischen Störungen und des hirnorganischen Abbaus. Dem Patienten werden neun Karten mit geometrischen Figuren gezeigt, die er mit Hilfe von Stäbchen aus dem Gedächtnis nachlegen muß. Als Maß gilt die Zahl der Versuche, die ein Patient braucht, um alle Zeichen in der vorgegebenen Reihenfolge richtig zu legen. Wer mehr als zehn Versuche benötigt, liefert damit einen Hinweis auf hirnorganischen Schaden.

Diese beiden Tests mußten im Einzelversuch gegeben werden, während die folgenden Verfahren in der Gruppe bearbeitet werden konnten.

3. E-N-NR, ein Fragebogen von Brengelmann zur Messung von Extraversion, Neurotizismus und Rigidität.

4. Die VELA-Liste, ein Fragebogen von Fahrenberg zur Messung funktionell körperlicher Beschwerden:

«Ein niedriger Testwert gilt als Anzeichen robuster, selbstsicherer Einstellung — ein hoher Testwert ist Ausdruck sensitiv getönter Beschäftigung mit körperlichen Mißempfindungen bei ängstlich unsicherer Persönlichkeitsstruktur.»

5. Der K-L-T, ein Konzentrations-Test von Düker und Lienert.

Das Maß ist die Anzahl der gerechneten Aufgaben in 30 Minuten. Dabei hängen Menge und Qualität der Rechenleistungen mit dem Grad der psychischen Aktivität und der Leistungsmotivation, ferner mit der Elastizität und der Ausdauer der Konzentration zusammen.

Durch die besonders gute Zusammenarbeit mit den Ärzten der Kuranstalt Schwabenland (Jovanovic und Mansour) war es möglich, auch einen medizinisch-diagnostischen Vergleich anzustellen. Die beiden Ärzte haben während der gleichen Zeit bei denselben Patienten Ophthalmodynamogramme geschrieben, die sie uns freundlicherweise ausgewertet zur Verfügung gestellt haben. Hierfür und für ihre Unterstützung bei der Durchführung der gesamten Untersuchung möchten wir den beiden Herren an dieser Stelle unseren herzlichsten Dank sagen.

Durchführung

Die Patienten wurden durch einen großen Brief, den sie mit ihrer Kurkarte bei ihrem Eintreffen erhielten, zur Untersuchung bestellt. Um einen möglichen Einfluß der Kur auf das Testverhalten auszuschließen, wurden die Patienten in den ersten drei Tagen nach Eintreffen in Neutrauchburg untersucht. Von insgesamt 190 bestellten Patienten kamen 170, das sind 85 %, zur ersten und 147, das sind 82 %, zur zweiten Untersuchung. Nur zwei Patienten kamen, um mitzuteilen, daß sie eine solche Untersuchung ablehnen würden. Sie wollten sich nur nach den möglichen Konsequenzen einer Verweigerung erkundigen. Es erwies sich als notwendig, jeden Patienten auf die Freiwilligkeit der Teilnahme aufmerksam zu machen, da etwa 60 % der Patienten mit einer vorsichtig-ängstlichen Grundeinstellung zum Testen kamen. Sie verlangten ausführlich Auskunft darüber, ob die Ergebnisse an die BfA weitergegeben würden, und ob ihnen daraus Schaden entstehen könnte. Uns schien es aufgrund dieser auffallenden Bemerkungen notwendig, die Einzel-Untersuchung um etwa 5 bis 7 Minuten zu verlängern, um die Patienten in einem Einführungsgespräch davon zu überzeugen, daß diese psychologische Untersuchung nur eine Ergänzung zur körperlichen sei, also allein zum Nutzen der Patienten. Die meisten waren diesen Erklärungen gegenüber sehr aufgeschlossen, und die anschließende Untersuchung konnte rasch und reibungslos durchgeführt werden. Da die Durchführung der Gesamtuntersuchung sehr langwierig war, wurden ein Viertel der Patienten von einem Psychologiepraktikanten im Examenssemester (KLÄR) getestet.

Nach der Testung wurden die Patienten aufgrund der Kurdiagnosen vier Gruppen zugeordnet: Den Dystonikern und den Präsklerotikern mit jeweils einer Kontrollgruppe, die solche Patienten erfaßten, die im Alter mit den Untersuchungsgruppen vergleichbar waren, bei denen aber weder vegetative Dystonie noch Präsklerose diagnostiziert war. Die Kontrollgruppen wurden gebildet, um herauszufinden, ob die eventuell auftretenden Unterschiede zwischen den Gruppen alters- oder symptomspezifisch sind.

Wie vermutet, ergab sich, daß die Gruppe der Dystoniker zu den jüngeren, die der Präsklerotikern zu den älteren Patienten zählt.

	Dystoniker (D)	Alterskontrollgr. (KD)	Präsklerotiker (P)	Alterskontr.
N	36	30	43	35
M	39	38	57	56
S	9,4	8,6	6,4	6

Altersdurchschnitt

Auf eine genau übereinstimmende Altersparallel-Gruppe wurde zugunsten einer größeren Zahl von Vpn verzichtet.

Ergebnisse

Da die Meßwerte der psychometrischen Verfahren sich nicht normal verteilten, mußte ein parameterfreier Test angewendet werden. Nach einer Transformation

Alter und Diagnose 87

der Meßwerte in Rangplätze, war ein Vergleich der Stichproben durch den U-Test von MANN-WHITHNEY möglich. Das Signifikanzniveau wurde mit alpha = 0.01 festgelegt, d. h. Unterschiede sind interpretierbar, wenn sie auf dem 1%-Niveau signifikant sind. Die folgende Tabelle zeigt den Vergleich der Gruppen.

	PS: KPS	D KD	PS: D	Alt: Jung
	n = 0.84 p = 0.4 0.01 n. s	n = 108 p = 0.28 0.01 n. s	n = 0.52 p = 0.60 0.01 n. s	n = 0.39 p = 0.34 0.01 n. s
DCS	n = 1.16 p = 0.24 0.01 n. s	n = 1 p = 0.32 0.01 n. s	n = 3.49 p = 0.002 0.01 s. s	n = 2.02 p = 0.04 0.01 n. s
Anz. d. Vers. mehr als 10 V.	y = 1.33 p = 0.01 n. s	y = 0.08 p = 0.01 n. s	y = 7.8 p = 0.01 s. s	y = 8.24 p = 0.01 s. s
E	n = 1.84 p = 0.064 0.01 n. s	n = 0.525 p = 0.60 0.01 n. s	n = 0.855 p = 0.38 0.05 n. s	n = 0.6 p = 0.54 0.01 n. s
N	n = 2.59 p = 0.009 0.01 ss	n = 1.60 p = 0.08 0.01 ss n. s	n = 0.367 p = 0.38 0.01 n. s	n = 0.225 p = 0.84 0.01 n. s
NR	n = 0.69 p = 0.5 0.01 n. s	n = 2.02 p = 0.04 0.01 n. s	n = 0.213 p = 0.8 0.01 n. s	n = 1,5 p = 0.13 0.01 n. s
Vela	n = 1.06 p = 0.28 0.01 n. s.	n = 1.00 p = 0.63 0.01 n. s	n = 0.65 p = 0.5 0.0- n. s	n = 1.57 p = 0.11 0.01 n. s
Ult	n = 0.96 p = 0.32 0.01 n. s	n = 1.6 p = 0.18 0.01 n. s	n = 1.84 p = 0.066 0.01 n. s	n = 1.67 p = 0.08 0.01 n. s

Wie ersichtlich, weisen die vielen Einzelergebenisse kaum signifikante Unterschiede auf. Die wichtigsten Ergebnisse sind:
1. Die Dystoniker unterscheiden sich von der Kontrollgruppe in keinem der untersuchten Faktoren signifikant.
2. Die Präsklerotiker unterscheiden sich von ihrer Kontrollgruppe nur in einem Punkt bedeutsam: im Grad des Neurotizismus.
Präsklerotiker haben einen höheren Neurotizismuswert.

3. Bei einem Vergleich der Präsklerotiker mit den Dystonikern findet sich ebenfalls nur ein Unterschied. Im DCS, dem Verfahren zur Messung des hirnorganischen Abbaus zeigt sich:
a) die Präsklerotiker benötigen signifikant mehr Versuche als die Dystoniker,
b) in der Gruppe der Präsklerotiker sind signifikant mehr Patienten, die mehr als 10 Versuche benötigen, d. h. einen hirnorganischen Befund aufweisen.
4. Die Prüfung der Merkfähigkeit zeigte für keine Gruppen statistisch interpretierbar niedrigere Werte.
5. Ebensowenig unterscheiden sich die Leistungen in K-L-T. Bedeutsam ist jedoch, daß die *Konzentrations-* und Leistungsfähigkeit aller vier Gruppen auffallend gering sind. Die Prozentränge liegen zwischen 16 und 20, d. h. daß 80 % der Bevölkerung bessere Leistungen aufweisen.
6. Keine Unterschiede zeigten sich bei den Werten der vegetativen Labilität, die aber auch bei allen vier Gruppen relativ hoch lagen. Zwischen M = 19 (KP) und M = 24,4 (VD) zum Vergleich: den Mittelwert von Patienten einer psychosomatischen Kurklinik gibt FAHRENBERG mit N = 25 an, den von Polizeibeamten mit N = 13,7.
7. Die Gegenüberstellung der Gruppen führt zu dem Schluß, daß wir die Symptomgruppen mit ihren Kontrollstichproben zu zwei Einheiten zusammenfassen können, nämlich zu jüngeren und älteren Kurpatienten. Und wenn wir diese beiden Gruppen vergleichen, zeigt sich, daß jüngere Kurpatienten sich von älteren nur im Bezug auf das Auftreten von hirnorganischen Schäden unterscheiden.
8. Betrachten wir jetzt die Ergebnisse der medizinischen Diagnose, so sehen wir, daß sich diese gut in das schon gefundene Bild einpaßt. Auch bei dieser Untersuchung finden wir keinen signifikanten Unterschied zwischen dem Symptom und ihren Kontrollgruppen, wohl aber zwischen Präsklerotikern und Dystonikern und jung und alt.
Wir können dieses Ergebnis gut mit dem auf dem DCS korrelieren und sagen, daß wir zwei Diagnosekriterien haben zur Trennung zwischen Dystonikern und Präsklerotikern nämlich: Das Ophthalmodynamogramm und den Test zur Messung des zerebralen Abbaus.

Diskussion

I. Gibt es psychodiagnostisch meßbare Unterschiede zwischen Dynostikern und Präsklerotikern, und sind diese auf das Alter oder Symptom zurückzuführen?
Aufgrund unserer Untersuchung müssen wir feststellen, daß der einzig interpretierbare Unterschied im zerebralen Abbau liegt. Da sich zwischen den Dystonikern und der Kontrollgruppe keine interpretierbaren Unterschiede aufzeigen lassen,

können wir sagen, daß es das zunehmende Alter ist, das zerebrale Abbauerscheinungen mit sich bringt. Für die Frage der Rehabilitation bedeutet das, daß es nicht die Dystoniker allein sind, die prophylaktisch von hirnorganischen Schäden bewahrt werden müssen, sondern daß Kurpatienten allgemein frühzeitig in dieser Richtung behandelt werden sollten.

II. Wenn die Symptome der Präsklerose aber schon nachweisbar sind, können wir nicht sagen, daß sie typisch für definierte Präsklerotiker sind, denn die Leistung der Kontrollgruppe ist nicht signifikant besser zu beurteilen. Die psychischen Symptome, in der Anamnese angegeben und als Komplex zur Diagnose «Präsklerose» zusammengefaßt, treffen nicht allein auf diese zu, sondern sind auch bei den gleichaltrigen Kurpatienten, bei denen diese Diagnose nicht gestellt wurde, zu finden.

Aus dem Rahmen dieser Übereinstimmung fällt der sehr signifikante Neurotizismuswert der Präsklerotiker gegenüber der Kontrollgruppe. Da FAHRENBERG auf eine positive Korrelation von vegetativer Labilität und Neurotizismus hingewiesen hat, war zu erwarten, daß sich in den untersuchten Gruppen die Werte aus der Neurotizismusskala und der Vela-Liste in etwa entsprächen. Der gegenüber den Nicht-Präsklerotikern erhöhte Neurotizismuswert gewinnt aus diesem Grund zusätzliche Bedeutung. U. E. ist der hohe Neurotizismusanteil der Präsklerotiker unter medizin-soziologischem Aspekt folgendermaßen zu erklären: Wir möchten die Interpretation wagen, daß die gestellten Diagnosen Präsklerose, zerebraler Abbau usw., auf den Patienten verunsichernd wirken, so daß es zu Fehleinstellungen, d. h. zur neurotizistischen Haltung kommt. Wir möchten diese Annahme nicht zuletzt auf Beobachtungen während der Testaufnahme stützen. Präsklerotiker brachten ihre Unsicherheit oft in Fragen zum Ausdruck, wie z. B.: «Sie sollen wohl feststellen, ob ich schon ganz verkalkt bin oder ob ich noch etwas tauge?» Oder nach der Untersuchung: «Na, habe ich noch alle Tassen im Schrank?» Hinter diesen Fragen, auch wenn sie mehr oder weniger witzig verkleidet waren, sollten wir die Verunsicherung der Patienten nicht verkennen.

Ohne in eine detaillierte Interpretation gehen zu wollen, möchte ich noch kurz ein Problem ansprechen, das mit Hilfe unseres Materials beleuchtet werden konnte, ein Problem, das für die Rehabilitation praktisch von großer Bedeutung ist. Kurärzte und Autoren, die über Therapieerfolge berichten, vertreten zum Teil die Meinung, daß ab einer gewissen Altersgrenze eine Therapie wesentlich schwieriger durchzuführen, wenn nicht vergeblich ist. Viele psychoanalytische Autoren sind der Auffassung, daß Patienten jenseits des 40. Lebensjahres eine ungünstigere Prognose haben als jüngere Patienten. Wenn man voraussetzt, daß Umstrukturierungsfähigkeit, Reagibilität, Aufgeschlossenheit, Leistungsfähigkeit usw. eine Bedingung für das Gelingen einer Therapie sind, so können wir aufgrund der Ergebnisse unserer Untersuchung die Meinung dieser Autoren nicht teilen. Zumindest auf Kurpatienten scheinen solche grundlegenden Unterschiede zwischen älter und jünger nicht zuzutreffen. Hier ist nicht der Ort, ausführlich zu diesem Thema Stellung zu nehmen; da dieser Schluß sich aber so eindeutig aus dem Material ergibt, sollte er ein Ansatzpunkt für weitere Untersuchungen sein.

Das Image der Übergewichtigen – Die Bedeutung von Bildung und Gesundheitserziehung

V. ANTONS-BRANDI

Einleitung

Früher berichtete ich über die Entwicklung von Methoden zur Erfassung des Images des übergewichtigen Mannes und über erste Ergebnisse. Es machte nachdenklich, daß der «Dicke» im Gegensatz zum «Dünnen» als passiv und zugleich als beliebt und erfolgreich gilt (Tab. 1).

In der Diskussion wurde gefragt, ob dieses Ergebnis nicht vielleicht typisch sei für Kurpatienten der Landesversicherungsanstalten mit dem für sie spezifischen *Bildungsniveau*. Wir beschlossen, diese Frage experimentell zu prüfen, und zwar durch Vergleich mit den Ergebnissen bei Patienten der Bundesversicherungsanstalt für Angestellte. Dabei gingen wir noch einen Schritt weiter, indem wir unsere Vpn nach ihrem Schulabschluß in zwei Gruppen einteilten, so daß wir den Faktor Bildung auch innerhalb der Gruppe der BfA-Patienten überprüfen konnten. Auch die Frage war aufgetaucht, inwieweit das *eigene Gewicht* der Befragten ihre Einstellung zu dicken bzw. dünnen Menschen beeinflußt. Da dieser Faktor weitgehend unabhängig von Bildung ist, kann er an Hand der gleichen Versuchspersonen geprüft werden.

Ein weiteres Votum betraf den Bezug auf die *Praxis*. Es sollte herausgefunden werden, was man tun könnte, um dieses so positive Image des «Dicken» zu ändern. Der Möglichkeit einer Imageänderung muß indessen mit großer Skepsis begegnet werden, da beispielsweise bekannt ist, daß oft selbst mit Millionenaufwand durchgeführte Kampagnen zur Änderung eines Images keinen Erfolg haben. Während z. B. in England Tausende von Plakaten mit dem Rauchertod drohten, stieg der Zigarettenkonsum sogar an. Der Versuch einer Imageänderung verspricht ganz

Tabelle 1
Haupt-Ergebnisse zum Image des "Dicken" und des "Dünnen" (N=20 ♀ und 20 ♂)

	"Dicker"	"Dünner"
Erregtheit – Ruhe	erregt, aktiv, nervös, unruhig	ruhig, passiv, ausgeglichen, gemütlich
Kontakt, Beliebtheit	– – – – mit ihm möchte man nicht zusammenarbeiten	bringt gute Stimmung gutmütig verträglich mit ihm möchte man befreundet sein
Führung, Prestige	– – (typischer für Berufe mit niedrigem Prestige)	angenehmer (+autoritärer) Vorgesetzter Position mit öffentl. Anerkennung (mehr Berufe mit hohem Prestige)
Gesundheit, "Leben"	höchste Lebenserwartung – –	– krankheitsanfällig kann Alkohol vertragen, Genießer hat Freude am Leben

besonders dann wenig Erfolg, wenn das Meinungsobjekt für die Bevölkerung von so vitaler Relevanz ist wie eben das Ernährungsverhalten und der Ernährungszustand. Jedem ist es seit der Kindheit bekannt, und die Einstellungen zu ihm wurden im Sozialisierungsprozeß Tag um Tag geprägt.

Indessen ist das Problem der Übergewichtigkeit so akut und bedrohlich, daß wir die Möglichkeit der Beeinflussung dieses Image untersuchen wollen. Hier bot sich uns die Gelegenheit, zwei Kurkliniken mit sehr unterschiedlichem Stil der Gesundheitserziehung zu vergleichen. Wenn sich die in diesen beiden Häusern gefundenen Images unterscheiden, so zeigt dies, daß es möglich ist, das Image zu beeinflussen, und zwar schon in der kurzen Zeit eines Kuraufenthaltes.

Der systematische Grund für die hier vorgelegten Untersuchungen über das Image des «Dicken» und «Dünnen» liegt letztlich in der begründeten Annahme, daß die *Vorstellung* über die wünschenswerten oder weniger wünschenswerten Eigenschaften von dicken und dünnen Menschen eine *ursächliche* Bedeutung für das Ernährungsverhalten und damit für Übergewichtigkeit habe. Mit den organischen Ursachen des Übergewichts (Vererbung, Hirnschäden, endokrine Störungen, Sekundärfolgen von bekannten Krankheiten u. a. m.) möchte sich die vorliegende Arbeit ausdrücklich nicht befassen. Sie geht vielmehr von dem einfachen Tatbestand aus, daß — unbeschadet solcher Faktoren — das Ernährungsverhalten des einzelnen einen bestimmenden oder regulierenden Einfluß auf das Körpergewicht hat. In dieses Ernährungsverhalten gehen die Bedürfnisse und Wünsche, Einstellungen und Erwartungen des Menschen mit ein. Wie wir wissen, sind Wünsche, Einstellungen und Erwartungen in hohem Grade von der vorausgegangenen Erfahrung abhängig und sind somit von der Sozietät, in der der einzelne lebt, mitbestimmt. «Ein irrationales Abbild von Vorstellungen, Empfindungen, Wertungen, Assoziationen im weitesten Sinne, das wie eine Aura alle Gegenstände des Bewußtseins umgibt und offenbar einen starken subjektiven Wirklichkeitsgehalt besitzt», das bezeichnet NOELLE-NEUMANN als Image. Dieses Image ist keineswegs nur von der objektiven Beschaffenheit des Meinungsgegenstandes bestimmt, es ist entscheidend für das Verhalten des Individuums im Sozialfeld. Das Image ist weitgehend unabhängig von der objektiven Beschaffenheit. Es interessiert hier also nicht, ob dicke Menschen tatsächlich so sind.

Ziel der Untersuchung:

1. Eine Überprüfung des früher an einem kleinen Kollektiv von LVA-Patienten gefundenen Image, und zwar im Vergleich an einer größeren Gruppe von Vpn, die einer anderen Schicht angehörten.
2. Eine Prüfung dreier Variablen, die möglicherweise eine Modifikation des Image bewirken:
a) Das Bildungsniveau der Befragten
b) Das eigene Gewicht der Befragten
c) Die Art der Gesundheitserziehung in verschiedenen Kurkliniken als Indikator für die Beeinflußbarkeit des Image.

Methode

Bei der Untersuchung wurde wie früher verfahren:
Reizgrundlage ist wiederum die Darstellung von fünf unterschiedlich beleibten Männergestalten in Form von Schattenrissen.
Zur zwanglosen Einleitung der Untersuchung und um nach Möglichkeit eine Distanzierung von der rationalen Ebene zu erhalten, wurde
1. mit einer *Zuordnung von Farben* zu diesen fünf Gestalten begonnen und
2. mit einer *Assoziation,* die auch der qualitativen Anreicherung der Befunde dient. Dann folgen
3. *Zuordnung von Berufen* zu jeweils einer dieser Gestalten,
4. Beantwortung einiger *Fragen,*

5. Erstellung einer *Sympathierangfolge* unter diesen fünf Gestalten,
6. Einstufung der beiden extremen Gestalten in das *Eindrucksdifferential* von ERTEL.

Stichproben

Es wurden Patienten der Waldburg-Zeil'schen Krankenanstalten «Malas» (Oberstaufen, Chefarzt Dr. WENZKE) und «Schwabenland» (Neutrauchburg, Ärztlicher Direktor Prof. Dr. TOBIASCH) untersucht. Um den Einfluß der Variablen «Geschlecht» auszuschließen, wurden nur weibliche Patienten ausgewählt.

Das Merkmal «Gewicht der Befragten» soll dadurch prüfbar werden, daß eine Gruppe von dicken Patienten einer Gruppe von dünneren Patienten gegenübergestellt wird. Mit dem Indikator für das Dick- oder Dünnsein der Vpn wird nicht gerechnet; daher genügt hier die alte BROCAsche Formel, unbeschadet dessen, daß sie klinisch umstritten ist, bei folgendem Vorgehen: Die für die Untersuchung in Frage kommenden Patienten werden nach der BROCA-Formel in drei Gruppen eingeteilt, und das mittlere Drittel wird ausgeschieden; d. h. untersucht werden nur: eine Gruppe deutlich dickerer und eine Gruppe deutlich dünnerer Patienten.

Zur Feststellung des Merkmals «Bildung» wurde zu Beginn der Untersuchung jede Vp um Auskunft bezüglich ihres Schulabschlusses gebeten.

Tabelle 2
Die untersuchten Stichproben weiblicher Kurpatienten

	MALAS	SCHWABENLAND	∑
Patn. einbestellt	66	42	108
Patn. erschienen	64 (97%)	24 (57%)[1]	88 (81%)
Protokolle verwertet	58	24	82
Alter, Durchschnitt und Spannweite	40,5 (20-65)	46,6 (24-61)	42,2 (20-65)

Gruppenaufteilung nach Bildung und Gewicht:

	dicker	dünner	∑	dicker	dünner	∑	∑	
Volksschule	18	14	32	8	4	12	44	
Mittl. Reife	11	15	26	4	8	12	38	
	29	29	58	12	12	24	82	[2]
Durchschnittl. Über- oder Untergewicht n. BROCA-Formel	+8,8	-10,4		+10,8	-9,1			

1) Zur Vermeidung einer allzuhohen Freiweilligenquote wurden die Patn. von Schwabenland z.T. mehrmals schriftlich zur Untersuchung gebeten.
2) je 41 dicke und dünne Patn.

Es wurden 82 Protokolle verwendet. Entsprechend der drei unabhängig erfaßten Variablen erscheint jede Versuchsperson dreimal, nämlich in einer der Bildungsgruppen, einer der Gewichtsgruppen und einer der Kurkliniken. Die Bildungsgruppen umfassen 44 Vpn mit Volksschulbildung und 38 Vpn mit Mittlerer Reife.
Die Gewichtsgruppen umfassen je 41 dicke bzw. dünne Vpn. Die Gruppen zum Merkmal Gesundheitserziehung durch die Klinik enthalten 58 Patienten aus dem Hause M. und 24 aus dem Hause S. (Auch hier war ein Verhältnis von ca. 40 zu 40 geplant. Wegen der trotz mehrfacher und persönlicher Aufforderung hohen Quote der Nicht-Erschienenen im Hause S. waren nachträglich im Hause M. weitere Patientinnen untersucht worden; daher die enorme Differenz, Tab. 2).

Durchführung der Untersuchung

Die Untersuchung wurde zwischen dem 9. und 18. September, sowie am 7. Oktober 1969, größtenteils durch ANGELIKA MENSCH durchgeführt; ein Fünftel der Patientinnen untersuchte ich selbst. Die Dauer der Untersuchung betrug im Hause M. insgesamt 5$^{1}/_{2}$ Tage, im Hause S. insgesamt 6 Tage. Den ärztlichen Leitern beider Häuser, ihren ärztlichen Mitarbeitern und den Sekretärinnen sei sehr herzlich gedankt.

Gesamt-Ergebnisse

Insgesamt ist festzustellen, daß alle Ergebnisse einer früheren Studie (s. Tab. 1) in einigen oder allen untersuchten Gruppen bestätigt werden.
Ein neuer Aspekt ergab sich lediglich bei der freien Assoziation. Alle genannten Begriffe wurden durch einen Psychotherapeuten, der diese Untersuchung nicht kannte, eingeordnet in die Alternativkategorien «findet sich gehäuft bei psychisch Gestörten» und «das ist nicht der Fall». Das Verhältnis solcher Begriffe, die Störungen des seelischen Gleichgewichts indizieren, zu anderen Begriffen beträgt beim «Dünnen» 108:63, beim «Dicken» 39:149 (im Chi^2-Test mit 1%iger Irrtumswahrscheinlichkeit gesichert). Dennoch ist der Aspekt der seelischen Gesundheit bedeutsam für das Image des Dicken und Dünnen: Den Dicken stellt man sich eher vor als seelisch gesund, den Dünnen eher als neurotisch. Das Gesamtergebnis läßt sich also zusammenfassen: Dicke Menschen stellt man sich — im Gegensatz zu dünnen — vor als ruhig, inaktiv, beliebt, recht erfolgreich, lebensfreudig und seelisch gesund.

Spezielle Ergebnisse

a) Die Bildung der Befragten

Tabelle 3

Urteile von Vpn mit unterschiedlicher Bildung: BfA-Patientinnen mit Mittlerer Reife (N = 38), BfA Patientinnen mit Volks-Schulbildung (N = 44); zur Ergänzung: LVA-Patientinnen aus Glotterbad (N = 20)

BERUFSZUORDNUNG				FRAGEN + SYMPATHIEWAHL			
Univ.-Professor		MR	(VS) G	Grippenfälligkeit		MR VS	G
Arzt		MR VS G		schnell aufgeben		MR VS G	
freier Unternehmer			MR VS G	abgelehnt f. Zusammenarbeit	(MR)(VS)(G)		
Lehrer	(VS)(G)	MR		autoritärer Vorgesetzter		MR VS	G
Beamter		MR	VS (G)	Lebenserwartung	MR VS	G	
Kaufmann			G (MR)(VS)	Stimmung		MR VS	(G)
Landwirt			MR VS G	Alkoholtoleranz		MR VS	(G)
Verkäufer	MR VS (G)			Verträglichkeit		MR VS	(G)
Bauarbeiter			G (MR) VS	öff. Anerkennung		VS (MR)	(G)
				angenehmer Vorgesetzter		MR. VS	(G)
				Freude am Leben		MR (VS)(G)	
FARBZUORDNUNG: keine Differenzen				gerne befreundet mit		VS MR	(G)
EINDRUCKSDIFFERENTIAL				sympathisch			MR (VS)(G)
Dimension 1: keine Differenzen				unsympathisch	(G)	MR VS	
Dimension 2: keine Differenzen							
Dimension 3: keine Differenzen							

Das Ergebnis einer Gruppe wird hier immer dann unter «dick» vermerkt, wenn die beiden dicken Gestalten von den Befragten mindestens sehr signifikant häufiger (Vorzeichentest) gewählt wurden als die beiden dünnen (das ist bis zu 20mal häufiger). In Klammern wird das Ergebnis einer Gruppe dann unter dick vermerkt, wenn die beiden Dicken mindestens etwa doppelt so häufig wie die beiden Dünnen genannt wurden und diese Differenz jedoch eine Irrtumswahrscheinlichkeit von etwas mehr als 1% hat. – Das gleiche gilt sinngemäß für die Seite «dünn». – Wo die Tendenzen nicht sehr deutlich waren, wird das Ergebnis in der Mittelspalte registriert.

Bei den Berufen, den Fragen und der Sympathiewahl liegen die Ergebnisse der Vpn-Gruppen meist beieinander: keinmal tendiert eine Gruppe zu «dick», wenn eine andere zu «dünn» tendiert, und umgekehrt. Im Chi²-Test ist keine Differenz zwischen zwei Gruppen signifikant.
Bei den anderen drei Verfahren gibt es keine Unterschiede.
Wir können also die für die Therapie sehr wichtige Folgerung wagen, daß wir bei Patienten mit unterschiedlicher Bildung (und entsprechend unterschiedlich hoher

Informiertheit) von den gleichen Voraussetzungen bei ihrer Bewertung des Dickseins und des Dünn-seins ausgehen können.

b) Gewicht der Befragten

Das gefundene Image ist unabhängig vom Gewicht der Befragten. Die Urteile beider Gruppen lassen sich zu dem bereits bekannten Ergebnis zusammenfassen. Einige kleine Abweichungen heben sich sinngemäß gegenseitig auf und sind im Chi^2-Test nicht signifikant. Demnach haben dicke und dünne Kurpatienten die gleichen Ansichten über die typischen Eigenarten von dicken oder dünnen Leuten.

c) Gesundheitserziehung

Vorweg sei gesagt, daß es in der Wissenschaft keine Einigkeit über den «richtigen» Stil der Gesundheitserziehung gibt. Einerseits wird die Meinung vertreten, daß Strenge, Konsequenz und Härte geboten seien, zumal die Renitenz der Fettsüchtigen und das schwer zu unterbindende, immer erneute «Sündigen» gegen die Linie allzu bekannt sind. Auf der anderen Seite wird versucht, in einer milderen und freundschaftlicheren Haltung den Übergewichtigen ein sinnvolleres Ernährungsverhalten zu ihrem eigenen Wohl und Wohlbefinden nahezulegen. In diesen Streit der Meinungen möchten wir nicht eingreifen; wir haben die Gelegenheit wahrgenommen, an der Realität zu prüfen, ob sich bei diesen beiden Arten der Gesundheitserziehung das Image des Übergewichtigen unterscheidet. — Nach Aussagen der leitenden Ärzte und in Übereinstimmung mit den Äußerungen von Patienten lassen sich die Stile wie folgt skizzieren:

Haus S: Strenger Stil, moralische Beurteilung des Ernährungsverhaltens, Verweis und Verbote.

Haus M: Milder, freundlicher und persönlicher Stil, quasi zu Kooperation aufmunternd, keine Speiseverbote.

Es finden sich keine Differenzen bei der Farbzuordnung, ebenso beim Eindrucksdifferential in allen Dimensionen und bei der freien Assoziation, bei dieser sowohl im Überblick, als auch bei einer Aufteilung der Begriffe in seelische Gesundheit oder seelische Störung anzeigende. Kurz: Das Bild des Dünnen verändert sich ebensowenig wie das Bild des Dicken, gemessen mit projektiven Verfahren.

Bei Berufszuordnungen sowie Fragen und Sympathiewahlen hingegen gibt es einige Differenzen. Besonders fällt auf, daß Gruppe S in der Mittelspalte doppelt so häufig vorkommt wie die beiden anderen. Diese Gruppe hat sich also häufiger nicht entschieden. Zweitens fällt auf, daß S genauso häufig wie die anderen Gruppen auf seiten des Dünnen steht; drittens hingegen, daß S weniger als die beiden anderen auf seiten des Dicken steht. Demnach dürfte sich nur beim Urteil über den Dicken etwas geändert haben. Inhaltlich ist dabei interessant, daß bei den negativen Fragen (z. B.: Mit wem möchten Sie am wenigsten gern zusammenarbeiten?) von S stärker in Richtung dick geantwortet wird als von M. Bei

Tabelle 4

Urteile von Vpn aus verschiedenen Kurkliniken: BfA-Patientinnen aus Schwabenland (N=24),
BfA Patientinnen aus Malas (N=58), LVA-Patientinnen aus Glotterbad (N=20).

BERUFSZUORDNUNG				FRAGEN + SYMPATHIEWAHL				
Univ.-Professor 1)	(S)		(M) G	Grippeanfälligkeit 3)		M	S G	
Arzt		S M G		schnell aufgeben		M G	(S)	
freier Unternehmer			S M G	abgelehnt f. Zusammen-arbeit	M		S G	
Lehrer	(G)	S M		autoritärer Vorgesetzter			(S) M G	
Beamter		S	(M)(G)	Lebenserwartung	S M G			
Kaufmann 2)		S G	M	Stimmung			S (M)(G)	
Landwirt			S M G	Alkoholtoleranz			S M (G)	
Verkäufer	SM(G)			Verträglichkeit			S M (G)	
Bauarbeiter			G (S)M	öff. Anerkennung		S	(M)(G)	
				angenehmer Vorgesetzter			(S) M G	
				Freude am Leben			(S) M (G)	
FARBZUORDNUNG: keine Differenzen				gerne befreundet mit		S	M (G)	
EINDRUCKSDIFFERENTIAL								
Dimension 1: keine Differenzen				sympathisch 4)			S	M (G)
Dimension 2: keine Differenzen				unsympathisch	(M)(G)		S	
Dimension 3: keine Differenzen								

1) Differenz S-M signifikant und S-G sehr signifikant   chi ^{2}- Test
2) Differenz G-M signifikant   chi ^{2}- Test
3) Differenz S-M signifikant und 4) sehr signifikant   chi ^{2}- Test

positiven Fragen liegt das Urteil von M sowie von G meist bei dick, während das Urteil von S eher neutral ist.

Fünf Differenzen sind im Chi-Quadrattest signifikant: drei zwischen S und M, je eine zwischen G und S bzw. G und M. In nur einem Fall (Universitätsprofessor) findet sich ein direkter Gegensatz: die Urteile von S liegen auf seiten des Dünnen, während die der anderen Gruppen auf seiten des Dicken stehen.

Will man solche Unterschiede interpretieren, so ist darauf zu achten, daß man in dem von den Patienten geäußerten Bedeutungshof bleibt; in deren Sinne bedeutet Dünnsein keineswegs etwas Positives – wie etwa für die «Hüter der Gesundheit», d.h. für uns – denn die positiven Eigenschaften Beliebtheit, seelische Gesundheit usw. werden ja eben nicht den Dünnen zugeordnet.

Fassen wir die Ergebnisse zur Variable Gesundheitserziehung zusammen: auf der *projektiven*, stärker vom Emotionalen bestimmten Ebene zeigen sich keinerlei Unterschiede zwischen Gruppen von Patienten mit unterschiedlicher Gesundheitserziehung. Nur wenn auf *rationaler* Ebene bestimmte Urteile gefordert werden, reagieren streng belehrte Patienten mit vermehrter Unsicherheit und Widersprüchlichkeiten. Das Bild des Dünnen ändert sich bei ihnen nicht; das Bild des Dicken wird ambivalenter: ihm werden – wie von allen Befragten – viele positive Eigenschaften zugeschrieben; gleichzeitig auch betont negative (Tab. 3 u. 4). Eine Imageänderung im Sinne der obigen Image-Definitionen liegt hier nicht vor.

Bei der Beurteilung der Verschiebungen der rationalen, für die Patienten überschaubaren Antworten ist zu bedenken, daß in dem Hause der Kuranstalt und mit offizieller Unterstützung der ärztlichen Leitung untersucht wurde, die ja die strenge, moralisch wertende Gesundheitserziehung praktiziert. — Man kann es als Artefakt betrachten, als Zeichen einer Anpassung oder auch als einen direkten Lernerfolg, daß streng geführte Patienten sich über unterschiedlich beleibte Menschen neutraler und ambivalenter äußern. Zur Frage der Dauer solcher Lernerfolge können wir die Ergebnisse der Lernpsychologie heranziehen: Rationales haftet weniger gut als emotional Verankertes, und unerfreuliche Assoziationen sind weniger haltbar als angenehme. Deshalb ist eine geringe Dauerhaftigkeit dieser Änderung der rationalen Urteile zu erwarten.

Vom therapeutischen Aspekt ist folgendes zu bedenken:
a) Im Denken der Patienten ist etwas problematischer geworden, ohne daß etwas anderes statt dessen attraktiver wurde.
b) Wie der Inhalt der Fragen zeigt, sind solche Einstellungen belastet worden, die die Beurteilung von Mitmenschen und infolgedessen das Kontaktverhalten betreffen. Die Frage, ob diese beiden Effekte intendiert, wünschenswert und kontrollierbar für den Therapeuten sind, geht über den Rahmen der vorliegenden Untersuchung hinaus.

Folgerung

Wenn eine Gesundheitserziehung nun versucht, den «Dünnen» attraktiv zu machen — und zwar mit derselben Intensität, wie in der Kuranstalt S der «Dicke» belastet wird —, so hätte der entsprechende Lernerfolg einen positiven Gefühlswert und damit auch eine viel höhere Chance, dauerhaft zu sein, mit den emotionalen Einstellungen verbunden zu werden und schließlich verhaltensrelevant zu werden. Und die beiden eben genannten, vom therapeutischen Aspekt etwas fraglich erscheinenden Effekte träten nicht erst auf. Inzwischen teilte Dr. WENZKE, Chefarzt der Allgäuer Kuranstalt «Malas», mit, daß er aufgrund eigener Ergebnisse der vernünftigen Einstellung zum Gewicht die entscheidende Bedeutung beimißt: 1969 und 1970 hat er übergewichtige Patienten lediglich dazu motiviert, sich um die Erreichung eines Normalgewichtes zu bemühen, 1971 führte er zusätzlich eine Reduktionsdiät ein. Ein Vergleich von jeweils 1000 Patienten von 1969 und 1971 zeigt einen deutlichen Erfolg bei beiden Jahrgängen, aber keinen Unterschied zwischen Patienten mit und ohne Reduktionskost.

Literatur im Anhang

Die Überprüfung von Kurerfolgen

R. GÖLLNER

1. Das Stichwort *Kurerfolg* hat sich für den hier zu besprechenden Themenkreis eingebürgert. Bei unvoreingenommener Betrachtung wird man etwas vorsichtiger formulieren und von *Kurwirkungen* sprechen. Denn, ob diese Kurwirkungen Erfolge sind, soll ja erst festgestellt werden.
2. Das *Material*, das uns zur Untersuchung von Kurwirkungen zur Verfügung steht, ist so groß wie wohl auf keinem anderen Gebiet der Medizin; die *Wichtigkeit des Themas* sowohl in volkswirtschaftlicher wie auch in medizinischer Hinsicht immens.
Da stationäre Heilmaßnahmen der Versicherungsträger zudem seit längerem (seit etwa 70 Jahren) durchgeführt werden, muß es uns verwundern, daß eine abschließende Antwort auf die Frage nach der Wirkung dieser Maßnahmen noch nicht vorliegt.
3. Einen großen Teil der Ausführungen wird die Frage nach einem *sinnvollen Aufbau von Untersuchungen zur Ermittlung der Wirkung stationärer Heilmaßnahmen* einnehmen. Im folgenden werden Untersuchungen referiert und Hinweise für die Zukunft entwickelt.

Vor einer Untersuchung wird man sich folgende Fragen vorlegen müssen:
1. Was ist das Ziel der Untersuchung? D. h. wie lautet die Fragestellung?
2. Wer soll zur Untersuchung herangezogen werden?
3. Was soll gemessen oder erfragt werden?
4. Wie soll gemessen (befragt) werden?
5. Wie sind die Daten im einzelnen und in ihrer Gesamtheit zu beurteilen?
6. Was folgt aus den beurteilten Ergebnissen für die Fragestellung?

1. Fragestellung

Gefragt wird nach der Wirkung von Kuren. Kuren sind stationäre Heilmaßnahmen, die im Unterschied zu anderen stationären Heilmaßnahmen von den Versicherungsträgern — das sind die Träger der Rentenversicherungen für Arbeiter und Angestellte sowie die knappschaftliche Rentenversicherung — finanziert werden. Dabei soll die Wirkung von Kuren — informationstheoretisch gesprochen — gemessen werden in Relation zu einem Sollwert. Nun ist, wenn wir es mit Patienten zu tun haben, in der Regel die Gesundheit des Patienten dieser erstrebte Wert. Jedenfalls wird wohl jeder Arzt spontan sagen, daß sie das Ziel seiner ärztlichen

Bemühungen sei. Bei näherer Betrachtung wird man indessen finden, daß diese Vorstellung einen schlecht definierten Begriff enthält. Was Gesundheit ist, läßt sich schlechterdings nicht oder zumindest nicht exakt definieren (denke man nur an die sonderbare Begriffserklärung der Weltgesundheitsorganisation). Klar ist dagegen die Zielvorstellung, die der Gesetzgeber bei der Verfassung seiner Paragraphen vor Augen hatte. Er sagt eindeutig, was mit den Kuren erreicht werden soll, nämlich:
1. Die Erhaltung der Erwerbsfähigkeit oder
2. ihre Besserung oder
3. ihre Wiederherstellung.

Im ersten Fall handelt es sich um vorbeugende Maßnahmen: Krankheitsprävention bei Gesunden oder Vermeidung eines Krankheitsrisikos bei Personen mit Risikofaktoren, «also z. B. zur Verminderung des Herzinfarktrisikos bei Hypertonikern oder konstitutionell Gefährdeten» (LANGE); in den beiden anderen Fällen um Rehabilitation.

«Im Versicherungsrecht läßt sich mit dem schon naturwissenschaftlich-medizinisch nicht definierbaren Begriff der ‹Gesundheit› nichts anfangen. Nicht die ‹Gesundheit›, sondern die Beziehungen der individuellen, zumeist auf Gesundheit zwar beruhenden Fähigkeiten der Arbeit, des Erwerbs, der Integrität sind versichert, deren *Minderung oder Ausfall* den sog. ‹Versicherungsfall› auslösen, d. h. die Leistung (W. GERCKE).»

Eine Minderung der Erwerbsfähigkeit kann sich z. B in häufigen Fehlzeiten oder auch in einer Unfähigkeit zeigen, ganztags zu arbeiten.

Bei einem Erfolg von Kurmaßnahmen muß also eine Minderung von Fehlzeiten erreicht werden; ferner muß das Durchschnittsalter der vorzeitigen Rentenempfänger ansteigen und der Anteil vorzeitiger Rentenzahlungen gegenüber dem Altersruhegeld absinken. Dies sind die beiden wesentlichsten Kriterien. Daneben sind gesicherte physiologische und psychologische Kureffekte zwar auch wichtig, aber von nicht so großer Bedeutung.

2. Wer soll zur Untersuchung herangezogen werden?

Im Prinzip sind alle Patienten, die eine Kur absolviert haben, zur Untersuchung der Kurwirkung geeignet, und meistens wird dazu eine sehr große Anzahl benötigt. Indessen sollte man hier nicht der Magie der großen Zahlen unterliegen. Eine Stichprobe in großen Ausmaßen, die aber schlecht ausgewählt ist oder bei der wesentliche Segmente bestimmter Merkmale fehlen, ist schlechter als eine, die zwar klein ist, bei der aber eine gezielte Auswahl nach den einzelnen – noch kurz zu erörternden Merkmalen – vorgenommen wurde. Von den beiden Forderungen an eine «gute»

Stichprobe, nämlich die der großen Zahl und der Repräsentativität, verdient die letztere den Vorzug.

Dies gilt in besonderem Maße für Kuruntersuchungen, da die Güte der Ergebnisse hierbei häufig unter dem Fehlen von Angaben leidet, die im Untersuchungsplan vorgesehen waren.

Untersuchungen haben aber nur dann die nötige Relevanz, wenn zumindestens 90 % des für die Untersuchung vorgesehenen behandelten Pat.-Kreises erfaßt werden. Diese Forderung, von LANGEN und VEIT sowie von STOLZE für katamnestische Untersuchungen aufgestellt, fand mit Recht — zumindest bei den Methodikern — allgemeine Zustimmung.

Ihre Begründung ist leicht einzusehen: Es ist nämlich keineswegs zufällig, *welche* Patienten die Angaben machen und welche nicht. Aus pharmakologischen Untersuchungen wissen wir, daß alle Experimente, an denen nur Freiwillige teilnahmen, schwerwiegende systematische Mängel aufweisen, z. B. den, daß sich vorzugsweise vegetativ labile Personen meldeten.

Bei Kuruntersuchungen können solche Fehler dadurch entstehen, daß z. B sich vorwiegend *die* ehemaligen Patienten zur Beantwortung eines Fragebogens bereiterklären, die mit den durchgeführten Maßnahmen unzufrieden waren und ihre Kritik in negativer Bewertung auf diese Weise an den Mann bringen wollen. — Bei Untersuchungen, aus der weitgehende Schlußfolgerungen gezogen werden sollen, wird die sorgfältige Aufstellung von *Vergleichsgruppen* gefordert:

Für Kuruntersuchungen ergeben sich zwei Möglichkeiten:
1. Durch Kur Behandelte gegenüber Unbehandelten,
2. durch Kur Behandelte gegenüber durch andere Maßnahmen Behandelten.

Die *Gegenüberstellung von Behandelten und Unbehandelten* — wissenschaftlich am exaktesten — ist nach GERCKE eine «theoretische Fiktion», da es 1. in allen Prämissen übereinstimmende Vergleichsgruppen nicht gebe, 2. behandlungsbedürftige Gruppen nicht ohne Behandlung bleiben dürfen und 3. die zur Verfügung stehenden Gruppen zu kleine Zahlen aufwiesen.

Vergleichsuntersuchungen zwischen *durch Kur Behandelten und durch andere Maßnahmen Behandelten* liegen meines Wissens nicht vor. Obwohl also die erste Möglichkeit zur Bildung von Vergleichsgruppen als praktisch undurchführbar bezeichnet wird, die zweite aber nicht benutzt wurde, formulieren DRECHSEL und DIRNAGEL (in: TEICHMANN): «Die Beurteilung des therapeutischen Erfolges an einem einzigen Kurmittel oder mit einem Kurmittel allein ohne Vergleich mit anderen Heilmaßnahmen oder mit dem Verlauf bei Placeboanwendungen bzw. im Spontanverlauf der einschlägigen Krankheiten kann keine wissenschaftlich fundierte Aussage über den Wert eines Kurmittels oder einer Kurorttherapie bringen.»

Wir lassen diesen scharfen Gegensatz zwischen dem wissenschaftlich Geforderten und dem praktisch Durchgeführten bzw. Durchführbaren zunächst im Raume stehen und werden darauf später noch zurückkommen.

3. Was soll gemessen oder erfragt werden?

Das ist die Frage nach den Faktoren, an denen man erkennt, ob die Kur ein Erfolg war oder nicht.

Der Erfolg ist an vier Faktoren überprüfbar (GERCKE):

1. Am Ergebnis der Gesundheits-, Heil- und Berufsförderungsmaßnahmen zum Zeitpunkt ihres Abschlusses,
2. an der Beurteilung des Dauererfolges dieser Maßnahmen nach entsprechenden Zeiträumen,
3. an den Auswirkungen dieser Maßnahmen in bezug auf den danach eintretenden Rentenzugang bzw. -abgang und
4. an den Auswirkungen der Heilmaßnahmen auf die Änderung der Gesundheitsverhältnisse, d. h. an der medizinische Erfolgsbeurteilung im engeren Sinne.

Im einzelnen sind dabei in Erwägung gezogen worden:

1. Medizinische Größen, wie z. B. Blutdruckänderungen bei Hypertonikern, Vitalkapazität und ähnliches,
2. Beurteilungen des Patienten,
3. Beurteilung durch Ärzte (entweder durch die Kurärzte selbst oder durch Ärzte der Versicherungsanstalten bzw. durch andere Ärzte),
4. Messung der Fehlzeiten.

4. Wie soll gemessen werden?

Wie medizinische Größen gemessen werden, versteht sich von selbst, ebenso die Messung von Fehlzeiten. Die Beurteilungen durch Patienten und Ärzte können sich auf mündliche oder schriftliche Befragungen sowie evtl. zusätzlich auf die in diesem Rahmen erhobenen Befunde stützen. Für alle Daten gilt in bezug auf den Kurerfolg, daß die Messung zu dem Zeitpunkt erfolgen muß, an dem der maximale Effekt zu erwarten ist. Daneben muß aber die *Dauer* dieses Effektes ermittelt werden.

Alle Meßwerte bzw. Beurteilungen, die direkt nach Abschluß der Kur oder später erfaßt werden, müssen in Relation zu den vor den stationären Heilverfahren ermittelten Werten gesetzt werden. Später erhobene Daten, für die keine Vergleichswerte zur Verfügung stehen, sind für die zur Debatte stehende Fragestellung wertlos. — Bei der Bestimmung der Fehlzeiten schließlich ist zu berücksichtigen, daß die Kur selbst ohne jeden Zweifel als Fehlzeit in die Rechnung eingehen muß, da der Patient in dieser Zeit für den Produktionsprozeß ausfällt.

5. Wie sind die Daten im einzelnen und in ihrer Gesamtheit zu bewerten?

a) Die *Beurteilung durch den Versicherten* selbst hat folgende Mängel (Einteilung nach GERCKE: Methodische Gesichtspunkte...)
1. Sofern der Patient am Ende der Kur gefragt wird, befindet er sich in einem «Feiertagszustand», der eine Tendenz zur positiven Beurteilung bedingt.
2. Unabhängig davon darf eine selbstkritische Einstellung des Versicherten nicht einfach vorausgesetzt werden.
3. Der gravierendste Mangel der Patientenbefragung liegt aber in der Möglichkeit tendenziöser Verfälschung. Diese Möglichkeit gilt prinzipiell für jede Befragung, die ohne verfahrensimmanente Kontrolle arbeitet, sie ist aber für den Patienten, der den Erfolg seiner Kur bewerten soll, besonders verführerisch. Gibt der Patient z. B. an, daß die Kur ihm nicht geholfen habe, so «befürchtet er bei einem evtl. Neuantrag mit dem Hinweis auf die bereits erfolglos durchgeführte Heilbehandlung abgewiesen zu werden...» (WANNENWETSCH: «Heilbehandlung der Rentenversicherung ein Erfolg»); gibt er aber an, die Kur habe ihm besonders gut geholfen, so muß er ebenfalls die Ablehnung eines Neuantrages befürchten, diesmal mit dem Argument, daß eine weitere Kur ja dann nicht nötig sei.

Besondere Vorsicht bei der Beurteilung von Patientenbefragungen ist aber geboten, wenn der Patient durch seine positive Bewertung Angst davor hat, daß sein laufender Antrag auf Rente abgelehnt wird.

Die genannten Befürchtungen des Patienten beeinflussen sein Urteil in Richtung «kein oder geringer Erfolg».

Die Beeinflussung in umgekehrter Richtung kann aus Dankbarkeit des Patienten oder bei — «gedämpft positiver» Beurteilung aus der Erwägung erwachsen, daß dann die Bewilligung eines Neuantrages am wahrscheinlichsten ist.

Aus den erwähnten Möglichkeiten geht deutlich hervor, daß Urteile des Patienten praktisch keine Schlüsse über den Kurerfolg, ja nicht einmal über das subjektive Befinden des Patienten zulassen.

Um so mehr verwundert daher die Ansicht von LACHMANN, SCHUBARDT und WAGNER (in ihrer Arbeit: Vergleich von Sofort- und Späterfolgen von Heilkuren), «daß das Urteil des Patienten selbst noch immer der zuverlässigste Gradmesser für die Gesamtwirkung einer Kurbehandlung» sei.

b) *Das Urteil des Kurarztes* ist gegenüber dem des Patienten sicherlich objektiver. Vorausgesetzt, daß von medizinischer Seite klare Kriterien angegeben werden können — und diese Voraussetzung ist keineswegs immer gegeben —, ergibt der Vergleich vor der Kur zu am Ende der Kur klare Ergebnisse. Der freie Spielraum in der Beurteilung sollte dabei möglichst eingeschränkt werden, da der Kurarzt verständlicherweise dabei zur positiveren Beurteilung neigt. Eine generell eher negative Beurteilung seiner Behandlungseffekte würde seine Existenzgrundlage erschüttern. Der Einsatz eines neutralen Begutachters (daß ein Arzt der Versicherung zu ihnen zählt, kann nicht von vornherein als sicher gelten) vermeidet diese Schwierigkeit.

c) Die *Ermittlung der Fehlzeiten* ist die wichtigste und beste Methode. Sie umgeht die Subjektivität des Patienten bzw. Arztes und läßt auch bei solchen Krankheiten Schlußfolgerungen zu, für die medizinisch-naturwissenschaftlich strenge Kriterien nicht angegeben werden können. Sie orientiert sich am Ziel der Maßnahmen, d. h. an der Erwerbsfähigkeit.

Von der Gesamtbevölkerung aus gesehen, ist ein weiterer, wichtiger Maßstab für die Erwerbsfähigkeit das Durchschnittsalter der vorzeitigen Rentenempfänger. Nach diesen Methoden folgt als zweitbeste die medizinische Beurteilung — dies gilt jedoch nur bei Krankheiten, bei denen definierbar ist, was als Besserung anzusehen ist.

6. Was folgt aus den beurteilten Ergebnissen für die Fragestellung?

Wie diese Folgerung im einzelnen gezogen wird, werden wir im Urteil der Spezialliteratur sehen (oder vermissen). Hier soll von dem Endergebnis der jeweiligen Auswertung die Rede sein, d. h. von den *Beurteilungskategorien*.

Bei der *medizinischen Gesamt-Bewertung* wird man mit den Kategorien «geheilt», «gebessert» und «unverändert» auskommen. Genauere Einstufungen täuschen nur eine Genauigkeit vor, die real nicht gegeben ist.

Der Vergleich der medizinischen Kurwirkung bei verschiedenen, mit dem gleichen Heilverfahren behandelten Krankheiten scheitert daran, daß es äquivalente Benotungen für den Kurerfolg bei verschiedenen Krankheiten nicht gibt (DRECHSEL und DIRNAGEL). Sofern man die *Fehlzeiten* für die Beurteilung heranzieht, ist die Berechnung der Fehlzeitenminderung — zweckmäßig in Prozent ausgedrückt — das geeignete Maß (s. a. SCHMÄDEL).

Literatur

Es sollen hier 5 Arbeiten etwas eingehender beschrieben und gewertet werden, da es keinen Sinn hat, nur Ergebnisse aneinanderzureihen, ohne sich im einzelnen zu fragen, wie diese zustandegekommen sind.

1. MENSEN, H.: *Fehlzeiten durch Präventiv- und Rehabilitationsmaßnahmen?* (Arbeitsmed. Sozialmed. Arbeitshyg. 2: 60—64, 1967.) Das Kriterium sind hier die Fehlzeiten. Die Fehlzeiten, die durch die Kuren bedingt sind, gehen hier mit in die Berechnung ein (dies ist meines Wissens die einzige Arbeit, die methodisch richtig so verfährt).
Die Untersuchung beruht auf Erfahrungen, die an 3000 Versicherten mit Herzinfarkten und obliterierenden Beinarterienerkrankungen gewonnen wurden. Lückenlose katamnestische Erhebungen bei 1113 Patienten mit Herzinfarktnarben nach Kranzgefäßverschlüssen zeigten, daß 1 bis 4 Jahre nach einer Heilbehandlung von 89 % überlebenden Sozialversicherten 50 % mehr in Arbeit standen als vor der Heilbehandlung.
Während von allen Patienten, die im arbeitsfähigen Alter das Frühstadium eines Herzinfarktes überlebten, früher im Durchschnitt 50 % bis 60 % wieder arbeitsfähig wurden, würden heute wenigstens $^2/_3$ wieder in den Arbeitsprozeß eingegliedert. Von 200 Versicherten mit meist mittelschweren obliterierenden Beinarterienerkrankungen, die von dem Autor 1 bis 1$^1/_2$ Jahre nach der Heilbehandlung ausnahmslos erfaßt wurden, standen 72 % von 90 % Überlebenden in Arbeit; trotz der Progredienz des Leidens war der Prozentsatz der Arbeitsunfähigen im Vergleich zur Zeit vor der Heilbehandlung nicht angestiegen.
Der Prozentsatz der katamnestisch mitgeteilten Arbeitsfähigkeit stieg von 1958 bis 1960 bei den Infarktpatienten von 62 auf 68 %, bei den Patienten mit Beinarterienerkrankungen von 66 auf 78 % an. Die Nachbehandlung der im Gollwitzer-Meyer-Institut behandelten Infarktpatienten ergab von 1956 bis 1961 einen Anstieg der Arbeitsfähigkeit von 69 auf 79 %. —
Wir hatten schon erwähnt, daß bei einem Erfolg der Kur nicht nur eine Reduzierung der Fehlzeiten, sondern auch ein Absinken des Durchschnittsalters der vorzeitigen Rentenempfänger beobachtet werden muß. Auch dazu liefert der Autor eindeutige Zahlen: Das Durchschnittsalter der vorzeitigen Rentner stieg unter den Versicherten der LVA Westfalen von 1952 bis 1963 bei den Männern von 50,7 auf 55,6 Jahre und bei den Frauen von 53 auf 56 Jahre an.
Der Anteil vorzeitiger Rentner sank gegenüber den Altersruhegeld-Empfängern der gleichen Anstalt von 1954 bis 1962 bei den Männern von 57 auf 47,5 % und bei den Frauen von 84,1 auf 46,6 % ab. —
Der Vorzug dieser Arbeit liegt in geeigneten Methoden sowie in der Vollständigkeit der Erhebungen.

2. WAGNER, H.: *Vergleiche der Arbeitsfähigkeit vor und nach einem Kuraufenthalt* (in: TEICHMANN)
Diese Arbeit unterscheidet sich von der vorherigen dadurch, daß nicht die Patien-

ten, die an einem bestimmten Heilverfahren teilnahmen, den Ausgangspunkt der Untersuchungen bildeten, sondern die Beobachtungen bei Angehörigen eines Chemiegroßbetriebes in der DDR, von denen eine Reihe innerhalb des Beobachtungszeitraumes von 1957 bis 1962 ein Heilverfahren absolvierte. Kriterium waren auch hier die Fehlzeiten. 1167 der Betriebsangehörigen gingen zur Kur. Dadurch, daß einige mehrmals teilnahmen, ergaben sich insgesamt 1744 Kuren.

Nach Kuren von 4 Wochen Dauer verringerten sich die Fehlzeiten auf 48 %/o des Vorkurstandes und hielten sich auch im 2. Jahr nach der Kur auf 52 %/o. Nach Kuren von 3 Wochen Dauer war ein Rückgang auf 59 %/o des Vorkurwertes zu erkennen, der sich auch im 2. Jahr auf gleicher Höhe behauptete. Es ergab sich ferner eine Senkung des Krankenstandes: Bei dreiwöchigen Kuren von 7,7 auf 4,7 und bei vierwöchigen Kuren von 8,6 auf 4,3 %/o.

Neben den bei der zuvor referierten Arbeit erwähnten Vorzügen bietet diese Untersuchung einen weiteren:

Es werden die Fehlzeiten *kontinuierlich* über längere Zeiträume beobachtet. Aus dieser Analyse ergab sich, daß der Schwerpunkt der Fehlzeiten vor der Kur bei 4 bis 6 Monaten vor Kurbeginn liegt. Der Autor schließt daraus, daß für die Berechnung ein einjähriger Beobachtungszeitraum der Fehlzeiten vor der Kur genügt. «Wird der Zeitraum vor der Kur auf 2 Jahre ausgedehnt und werden die AU-Angaben auf den gesamten 2jährigen Zeitraum bezogen, so verwischen sich die hohen AU-Werte (etwa 5 Monate vor der Kur) mehr und mehr, und der für die Beurteilung einer Verminderung wichtige Vorkurwert erscheint zu niedrig.»

3. WANNENWETSCH: *Erhebungen über Kurerfolge der LVA Schwaben* (in: TEICHMANN)

Die hier zu referierenden Befunde wurden in mehreren Arbeiten von WANNENWETSCH veröffentlicht (mindestens dreimal), nicht zuletzt wohl deshalb, weil ihre Erhebung sehr aufwendig war. Als Beurteilungsgrundlage diente wiederum die Befragung der Krankenkassen nach Arbeitsunfähigkeitszeiten und -ursachen. Als Arbeitsausfallzeiten wurden nur solche berücksichtigt, die durch *die* Krankheit bzw. ihre Nebenleiden bedingt waren, deretwegen die Kur erfolgte.

Häufigkeit und Dauer der Arbeitsunfähigkeit wurden bei 1141 Versicherten der AOK des Jahres 1963 ermittelt. Es wurde die Fehlzeitenquote 1, 2 und 3 Jahre vor und nach der Heilmaßnahme bestimmt.

Für die *Häufigkeit* ergaben sich folgende Besserungsquoten: Für 1 Jahr 84 %/o, für 2 Jahre 78 %/o und für 3 Jahre 77 %/o. (Wie diese Zahlen *errechnet* wurden, ist mir nicht klar geworden.) Für die Bestimmung der *Dauer* wurde eingeteilt in: Bis 2 Wochen / 2 bis 6 Wochen / über 6 Wochen. Als Besserungsquote ergab sich für die Zeitspanne von einem Jahr 77 %/o für alle Heilverfahren, darunter 82 %/o für die Bade- und 79 % für die Klinikkuren. Bei der Aufteilung in einzelne Krankheitsgruppen wurde u. a. folgendes gefunden: Herz- und Kreislauferkrankungen 99,6 %; unspezifische Erkrankungen der Atemwege 68 %; Erkrankungen der Bewegungsorgane 95,5 %; Erschöpfungskrankheiten und Neurosen 48,2 % Besserungsquote (der Prozentsatz der Kurwiederholungen lag dabei zwischen 22 und 33).

4. STÜWE: *Erfolgsbeurteilung von 2000 Heilkuren des Jahres 1964* (in: TEICHMANN)
Im Gegensatz zu den drei anderen bisher referierten Untersuchungen werden von STÜWE eine Reihe von Kriterien herangezogen, die alle in das Endurteil eingehen. Überprüft wurden 1649 Fälle von Versicherten, die im 2. Halbjahr 1964 eine Heilkur wegen allgemeiner Erkrankungen von der LVA erhalten hatten. Die Auswahl wurde nach den Buchstabengruppen des Alphabetes vorgenommen. Es wurden Nachuntersuchungen durchgeführt, die im Winter 1965 begannen und ein Jahr später abgeschlossen wurden. Nur 2 % folgten der Aufforderung zur Nachuntersuchung nicht. Beurteiler waren die beamteten Ärzte der LVA.
Es wurde ein Formblatt entwickelt, das für jeden Patienten folgende Angaben enthielt: Berufsgruppe, Arbeitsplatz, Berufs- oder Arbeitsplatzwechsel, berufsfördernde Maßnahmen, Gesundheitsmaßnahmen nach der Kur, Rentenantragstellung sowie das Urteil des Gutachterarztes.
Sonderbarerweise wurde dabei «in einer größeren Anzahl von Fällen ... auf die Feststellung der Arbeitsunfähigkeitszeiten verzichtet», wenn «am Ausbleiben des Kurerfolges kein Zweifel bestand». Das ist natürlich unzulässig, zumal der Autor in seinen Einleitungssätzen betont: «Ein wesentlicher Faktor für die Beurteilung des Teilerfolges stellt die Leistungsfähigkeit im Beruf dar.»
Der Einheitlichkeit wegen wurde die Überprüfung und Festlegung des Gesamturteils nur von zwei Ärzten vorgenommen. Es wurden dabei besonders folgende Faktoren berücksichtigt: Urteil des Sanatoriums im Entlassungsbericht, Urteil des Versicherten hinsichtlich des Kurerfolges, Arbeitsplatzwechsel oder Aufgaben der Berufstätigkeit nach der Kur, Rentenantrag des Versicherten nach der Kur, Einfluß der Kur auf das Bestehen von Berufs- oder Erwerbsunfähigkeit, Neuantrag des Versicherten auf Heilmaßnahmen im Jahr nach der Kur, ärztlicher Befund bei der Nachuntersuchung im Vergleich zu den Vorgutachten, Urteil des Gutachterarztes nach der Untersuchung, Zeiten einer Arbeitsunfähigkeit vor und nach der Kur.
Es lohnt, sich diese Kriterien im einzelnen anzusehen: Das Urteil des Sanatoriums ist fast immer positiv. Mit Recht klagt SCHRETZENMAYR (Kur, Kurarzt und Kurklinik) über die Uniformität der Entlassungsberichte und die Diskrepanz dieser

Schriftstücke zu den Mitteilungen des Patienten. LACHMANN, SCHUBARDT und WAGNER erhielten das Urteil «Kein Kurerfolg» bei 0,5% der Patienten! — Das Urteil des Versicherten haben wir schon besprochen. — Die Arbeitssituation ist in Relation zur Arbeitssituation vor der Kur zu setzen. — Ein Rentenantrag des Versicherten nach der Kur ist bei dem gewählten Beobachtungszeitraum (1 Jahr) unwahrscheinlich. — Die erneute Beantragung einer Kur ebenso, wenn auch in nicht so starkem Maße. — Ärztliche Befunde und Fehlzeiten sind gut geeignete Kriterien. Die Bewertungsaspekte wurden also mit zwei Ausnahmen so gewählt, daß ein negatives Ergebnis von vornherein unwahrscheinlich war. Wie die einzelnen «Erfolgs-»Faktoren gewichtet wurden, geht aus der Beschreibung des Autors nicht hervor.

Das Ergebnis war:

Guter Kurerfolg bei 21% der Frauen und 28% der Männer; ausreichender Kurerfolg bei 56% der Frauen und 48% der Männer und kein Kurerfolg bei 23% der Frauen und 24% der Männer.

5. LACHMANN, SCHUBARDT, WAGNER: *Vergleich der Sofort- und Späterfolge von Heilkuren (Ärztl. Fortb. 2, 53–62, 1963)*

Der schon erwähnten Ansicht der Autoren zufolge, daß das Urteil des Patienten der «zuverlässigste Gradmesser» der Beurteilung sei, wird dieses Urteil als Hauptkriterium zur Erfolgsbeurteilung benutzt — neben der Stellungnahme des Arztes. Eine solche Betrachtungsweise bedinge eine «doppelte Subjektivität», die daran schuld sei, daß der Erfolgsbeurteilung von Heilkuren wenig Wert beigemessen werde.

Wenn die Autoren trotzdem auf diese Art vorgehen, so muß der boshafte Referent vermuten, sie wollten eine neue Untersuchung liefern, der hernach wenig Wert beigemessen wird.

Indessen ist dieser Schluß voreilig, da eine weitere Variante eingeführt wird, nämlich die Nachuntersuchung durch die *Heimatärzte* der Versicherten, 3 bis 4 Monate nach Kurende. In die Berechnungen gingen nur die Patienten ein, die auch zur Spätuntersuchung kamen (ca. 2000 an der Zahl). Der Urteilsprozeß wird nicht näher beschrieben.

Die Ergebnisse lauteten:

Am Kurende: 52% guter, 45% genügender, 3% ungenügender und 0,5% kein Erfolg; bei der Spätuntersuchung: 60% guter, 30% genügender, 6% ungenügender und 3,5% kein Erfolg.

Die Schlußfolgerung aus diesem Ergebnis lautet, «daß der Kurerfolg nicht am Kurende, sondern erst später endgültig beurteilt werden kann».

An Einzelergebnissen fand man für die Beurteilung am Kurende ein stetiges Absinken der als «gut» beurteilten Fälle mit höherem Alter, — eine Tendenz, die bei der Spätuntersuchung weniger klar ausgeprägt war; eine höhere Zahl guter Kurerfolge bei den Männern an beiden Beobachtungszeitpunkten sowie eine Schwankung der als ungenügend beurteilten Fälle bei verschiedenen Diagnosegruppen zwischen 4 und 15 %.

Zusammenfassung

Die referierten Untersuchungen zeigen, daß es an Einsatz und Kostenaufwand nicht gemangelt hat, wenn es galt, die Wirkung von Kuren nachzuweisen. Gegen einige Arbeiten — und dazu zählen wir auch die beiden zuletzt referierten — sind methodenkritische Einwände vorzubringen; aber auch die Experimente, die «korrekt» geplant und durchgeführt wurden, lassen noch einige entscheidende Fragen offen.

Fehlzeitenanalysen und medizinische Befunderhebungen bei naturwissenschaftlich hinreichend abgeklärten Krankheiten sind geeignet, Kureffekt nachzuweisen — und dies ist mehrfach geschehen. Wir wissen damit, daß Kuren Wirkungen zeitigen, die in Richtung des gewünschten Effektes gehen. Was wir darüber hinaus aber wissen wollen, ist

1. ob stationäre Heilverfahren wirksamer sind als z. B. ein Urlaub ohne direkte medizinische Einflußnahmen,
2. ob stationäre Heilverfahren ambulanter Behandlung gegenüber Vorteile bieten.

Der erste Vergleich ist bei Patienten, die keiner akuten ärztlichen Hilfe bedürfen, durchaus möglich. Eine so aufgestellte Kontrollgruppe ist ihrer «Experimentalgruppe» sicherlich nicht in allen Punkten parallel zu gestalten. Aber diese Schwierigkeit darf nicht dazu führen, ihre Aufstellung prinzipiell abzulehnen.

Beim zweiten Vergleich wird man die Kontrollgruppe in ihrem Arbeitsprozeß belassen und die notwendigen ärztlichen Maßnahmen ambulant durchführen.

Erst die Vergleiche ermöglichen die Beantwortung der Frage, ob stationäre Heilverfahren der Rentenversicherungsträger den Vorzug vor Urlauben und ambulanter Behandlung verdienen; mit anderen Worten: ob die von den Versicherungen zur Verfügung gestellten Mittel optimal ausgenutzt werden.

Literatur im Anhang

Planung und Durchführung psychotherapeutischer Katamneseerhebung

W. Widok

In dem Beitrag Göllner wurde aus der Sicht des Psychologen zu Fragen der Erfolgskontrolle von Kurmaßnahmen und Heilverfahren Stellung genommen. Ich möchte daran anschließen einen Einblick in das Wesen der Verlaufs- und Erfolgsbeurteilung bei Psychotherapien, hier speziell den stationär durchgeführten. Dabei steht das Katamneseprojekt der Psychotherapeutischen Klinik Stuttgart im Mittelpunkt.

Im Bereich der medizinischen Katamneseforschung ist eine ganze Reihe allgemeingültiger Kriterien entwickelt worden. Erhebliche Unterschiede aber bestehen in der Beurteilung der Behandlungsresultate von organischen und psychischen Krankheitsbildern. Die Kuren und Heilverfahren, so will mir scheinen, liegen dabei etwa in der Mitte. Auf beiden Seiten, der Kurmedizin und der klinischen Psychotherapie, findet sich ein wenigstens teilweise ähnliches Krankengut mit implizit analogen Problemstellungen. Erwähnen möchte ich in diesem Zusammenhang die vielen funktionellen Beschwerden, die vegetativen Neurosen, die psychosomatischen Erkrankungen, Konversionshysterien, Angstsyndrome, Zwangskrankheiten, Erschöpfungszustände, larvierten Depressionen etc., und wahrscheinlich gehe ich nicht fehl in der Annahme, daß eine ganze Anzahl Kurpatienten mit gleicher Berechtigung einer Psychotherapie zugeführt werden könnte, wenn es genügend Psychotherapeuten und entsprechende Einrichtungen gäbe. Einen Erfahrungsaustausch zwischen beiden Disziplinen über die Erfolgsbewertung der spezifischen Behandlungsweisen und der therapeutischen Milieueinflüsse halte ich deshalb für nützlich.

Die defensive Situation, in der sich die Psychotherapie der Medizin und auch der Sozialpolitik gegenüber jahrzehntelang befand, hat diese zur Entwicklung verfeinerter Katamnesekriterien genötigt. Es sollte in Erinnerung bleiben, mit welchen Größenordnungen man es bei der psychotherapeutischen Katamnestik zu tun hat. Nach kompetenten Schätzungen besteht weitgehende Übereinstimmung darüber, daß in Industriegesellschaften 40 bis 60 % des allgemeinen Krankengutes eine überwiegende Psychogenese oder eine doch wesentliche psychische Teilverursachung der Leiden aufweisen. Es ist aber sicher so, daß in der Klinik, daß in einem Schwerpunkthospital die akuten und chronischen Organerkrankungen überwiegen, gewiß aber überwiegen sie nicht in der freien Allgemeinpraxis und ebenso auch kaum in den Kuranstalten, wenn unter neurosenpsychologischen Gesichtspunkten Diagnosen gestellt werden. Man muß sich die Bedeutung der psychischen Leiden

immer wieder einmal ins Gedächtnis rufen: In den Kulturstaaten sind über die Hälfte aller vorhandenen Krankenhausbetten mit psychisch Kranken belegt.
Wenn es bei dieser eben skizzierten Situation das Ziel der Kurmaßnahmen im Rahmen der Sozialversicherung ist, die vorzeitige Invalidität hinauszuschieben, so sollte sie, die Sozialversicherung, bei ihren Heilverfahren der psychotherapeutischen Erfahrung nicht entsagen. Ich kann mir eben nur schwer vorstellen, daß Kuren ohne Disziplinierung der Lebensführung, ohne tiefenpsychologisch fundiertes Verständnis der Patientensituation und ohne Analyse der Verhaltensstörungen eine optimale Effizienz aufweisen.
Eine weitere Parallele bzw. Ergänzung zwischen Kurmedizin und Psychotherapie möchte ich noch andeuten: Die diagnostische und therapeutische Beschäftigung mit funktionellen Syndromen. Kuren und Psychotherapien wollen ja gleichermaßen (etwa im Bereich der Psychosomatik) einen organisch fixierten, irreversiblen Endzustand verhindern. Die Funktionsprüfungen der Medizin, so etwa die des Kreislaufsystems, der Atmung, der Muskulatur und des Bewegungsapparates, ja auch die der humoralen Abläufe, haben mit der psychotherapeutischen Betrachtungsweise insofern eine Gemeinsamkeit, als in der Medizin eine physiologische bzw. pathophysiologische Dynamik, in der Psychotherapie ein psychisches Geschehen, nämlich die Konflikt- und Motivationsdynamik, erfaßt werden. Pathophysiologie und Psychopathologie stehen über Affektbereich, über Vegetativum, über Stammhirn und Endokrinium in enger korrelativer und kausaler Beziehung. Eine weitere Gemeinsamkeit ist: Das Argusauge der klinischen Medizin, der sozialen Institutionen und der Gesetzgebung wacht — nicht zuletzt aus ökonomischen Gründen — streng über allen Erfolgsmeldungen beider Arbeitsbereiche.
Die wissenschaftliche Psychotherapie nimmt ihren Ausgang bei FREUDS Hysteriestudien am Ende des vorigen Jahrhunderts. Es gibt sie also noch nicht länger als 70 Jahre. Ihre Ergebnisse wurden zunächst als Einzelkasuistik mitgeteilt. Mitte der dreißiger Jahre kamen dann die ersten Großuntersuchungen über Fünf- und Zehnjahreskatamnesen zur Veröffentlichung. FENICHEL berichtete 1930 aus dem Berliner Psychoanalytischen Institut bei 363 abgeschlossenen Behandlungen von 87 % Heilung oder Besserung, ALEXANDER aus seiner Klinik in Chikago bei einem Ausgangsmaterial von 114 Patienten 68 % Heilung oder Besserung und JONES aus dem Londoner Institut gab bei 89 Fällen in 92 % Heilung bzw. Besserung an. Unter Hinzufügung von zwei weiteren psychoanalytischen Großkatamnesen aus Nordamerika formulierte schließlich 1952 und 1960 EYSENCK seine scharfe Methodenkritik an den Auswertungen der Psychoanalyse.
In den Jahren nach dem Zweiten Weltkrieg wurde eine Vielzahl von Prognose-, Verlaufs- und Erfolgsstudien aus dem Bereich der Psychotherapie bekannt. Dabei fiel auf, daß bei kleineren Kollektiven die durch Fragebogenanwendung ermittelten

Ergebnisse in die Nähe von Drittelparitäten führten, nämlich zu Annäherungen an ein Drittel geheilte, ein Drittel gebesserte, ein Drittel unveränderte Behandlungsfälle, was die Frage methodischer Fehler im Sinne eines unbewußten Symmetriebedürfnisses aufwirft. Große Reihenkatamnesen ließen die Erfolge stationärer Psychotherapien und die Spontanverläufe von Neurosen durchsichtiger werden. Aus dem Psychotherapiebereich der freien Praxis publizierten in größerem Umfang 1962 STOLZE und 1964 STROTZKA. Ebenfalls 1962 kam die poliklinische Studie von DÜHRSSEN über 1004 Katamnesen aus dem Berliner AOK-Institut für psychogene Erkrankungen zur Veröffentlichung. Diese Fünfjahreskatamnesen führten zu dem Resultat, daß durch die ambulanten Psychotherapien in 87% Heilung oder wesentliche Besserung der neurotischen Krankheitsbilder erreicht, also bei nur 13% ein kaum gebesserter oder ungebesserter Zustand nach Abschluß der psychotherapeutischen Maßnahmen ermittelt wurde. Über 80% der Behandelten und später Nachuntersuchten waren chronische, inveterierte Neurosen mit einer Symptomanamnese von über 2 Jahren, bei denen eine spontane Heilung kaum noch erwartet werden konnte.

Die Richtigkeit des theoretischen Konzeptes der Psychotherapie, vergleichbar den pathophysiologischen Hypothesen der Organmedizin, ist durch die Wechselbeziehung von Prognoseerstellung bei Behandlungsbeginn und Katamnesenergebnis nach Behandlungsabschluß erwiesen worden. Der Korrelationskoeffizient lag hier bei + 0,77. Darüber hinaus konnte diese Studie noch eine ökonomische Frage klären: Es wurde die Krankenhausverweildauer von Neurotikern in einem Fünfjahreszeitraum vor und nach einer Psychotherapie mit der Verweildauer einer neurosenpsychologisch übereinstimmenden, unbehandelten Kontrollgruppe und mit noch einer zweiten Kontrollgruppe beliebiger Versicherungsnehmer der AOK Berlin verglichen. Dabei zeigte sich, daß die durchschnittlichen («beliebigen») Versicherungsnehmer im Mittel 2,5 Tage pro Jahr, die unbehandelten Neurotiker 5,3 Tage pro Jahr, die psychotherapeutisch behandelten Neurosepatienten (erfolgreiche und nicht-erfolgreiche Behandlungsabschlüsse zusammen) aber nur 0,78 Tage pro Jahr im Krankenhaus verbrachten, demnach auch wesentlich weniger Zeit als der allgemeine Durchschnitt der gesamten Versicherungsnehmer. Geht man von dieser Erfolgsstatistik aus, so läßt sich sagen, daß, gemessen an den Krankenhauseinweisungen, die behandelten Neurosepatienten gesünder geworden waren als der versicherungspflichtige Bevölkerungsdurchschnitt. Dies ist bei einer durchschnittlichen Zahl von nur 100 Behandlungsstunden pro Fall erzielt worden. Die spontane Heilungs- bzw. Besserungsrate bei der unbehandelten Kontrollgruppe (Patienten auf der Warteliste) war praktisch gleich null. Die wirtschaftliche Seite der Psychotherapie hält also durchaus einem Vergleich mit anderen Heilmaßnahmen stand. Berechnet man eine 100stündige Psychotherapie mit DM 4000,—, eine vierwöchige Krankenhausbehandlung bei einem Herzinfarkt, bei einer Magenresektion wegen eines Ulcus oder bei einem schweren Asthma bronchiale (alles Erkrankungen, denen eine psychogene Teildetermination unterstellt werden kann) ebenfalls mit DM 3500,– bis 4000,–, ein vierwöchiges Heilverfahren mit DM 2000,– (wobei, berücksichtigt man Arbeitsausfall, Familienversorgung, Vertretung am Arbeitsplatz, eine weit höhere Summe, vielleicht DM 5000,– bis 6000,–, erreicht wird), so werden die psychotherapeutischen Behandlungserfolge in ihrer ökonomischen Relevanz nicht zu übersehen sein. Die Katamnesen-Arbeiten von DÜHRSSEN stellten dann schließlich auch, neben einer Reihe anderer Publikationen, eine wesentliche Grundlage für Entscheidungen des Bundessozialgerichtes dar, in deren Folge ambulante und stationäre Psychotherapien zu anerkannten Leistungen eines Teils der Sozialversicherungsträger wurden. Damit ist ein jahrzehntelanger Kampf für die wissenschaftliche Psychotherapie auch von der wirtschaftlichen und – nicht minder wichtig – von der juristischen Seite her entschieden worden. Bei der Verlaufs- und Erfolgsbeurteilung psychogener Erkrankungen ergeben sich folgende Problemkreise:

1. Die Beurteilung von Spontanverläufen und des sogenannten Symptomwandels bei Neurosen.

Es ist eine bekannte Eigentümlichkeit vieler Neuroseformen, daß sich autonom oder im Verlauf von Therapien Symptomverschiebungen einstellen. Dies trifft besonders für hysterische Grundstrukturen zu, etwa für Phobien, Konversionsneurosen, funktionelle Organstörungen, weniger für schizoide und zwangsneurotische Charakterneurosen. So kann z. B. eine Herzsymptomatik von Asthma, eine Migräne von Magengeschwüren abgelöst werden. DÜHRSSEN hat einen Symptomwandel nach Psychotherapien in nur 1,7 % festgestellt. ERNST formulierte eine Sukzessiosregel: aus hysterischen gehen depressive, organneurotische, schließlich neurasthenische Zustände hervor, wobei das Bild sich von der Gebärde zur Beschwerde wandele. Bei weiter Begriffsfassung, die jede Art von Veränderung der neurotischen Grundkrankheit einschloß, stellte CREMERIUS ein Verhältnis von 40:60 bezüglich von Syndrompersistenz zu Syndromänderung bei unbehandelten Fällen fest.

Über Spontanverläufe, auch über die Selbstheilungstendenzen der verschiedenen Neurosegruppen, weiß man heute schon einiges mehr als noch vor ein bis zwei Jahrzehnten. Hier gilt zunächst grundsätzlich eine allgemeine Regel der Psychiatrie: Je akuter der Beginn einer psychischen Erkrankung, je dramatischer die Symptomatik, je verwirrter und getrübter das Bewußtsein, desto rascher und vollständiger ist die Remission zu erwarten. Bei chronischen neurotischen Entwicklungen, also einer Symptomgeschichte von über zwei Jahren, kann man die Selbstheilungsrate vernachlässigen. Aber auch Konstitutions-

und Endogenitätsfaktoren müssen Berücksichtigung finden: Bei neurotischen Depressionen sind zyklische Schwankungen angedeutet, bei schizoider Grundstruktur entsteht ein mehr chronisch-progredienter Verlauf.

Über sorgfältige Anamneseerhebungen läßt sich im Einzelfall das Spontangeschehen einer Neurose erkennen. DÜHRSSEN fand, wie schon gesagt, in ihrem Kollektiv 80 % chronische Verläufe mit einer Symptomdauer von über 2 bis über 20 Jahren ohne nennenswerte Heilungstendenzen. Ebenso zeigten bei ihr im Rahmen der Fünfjahreskatamnesen die ehemaligen Patienten der Warteliste keine Spontanbesserung. Bei amerikanischen Wartelistenpatienten (Wartedauer drei bis sieben Jahre) zeigten sich Remissionsquoten von 65,3 % und 37 % (Wartezeit 1¼ bis 6¾ Jahre). Man kann hier die Frage aufwerfen, ob die Anspruchshaltung und der soziale Neid im deutschen Sozialversicherungssystem größer sind als bei amerikanischen Privatpatienten.

2. Die Aufstellung von brauchbaren Kontrollgruppen, ein in der Psychotherapie unvergleichlich schwierigeres Unternehmen als in der somatischen Medizin (weitgehende Gleichheit von Kontroll- und Behandlungsgruppen bezüglich der Symptomatologie, der Krankheitsdauer, der therapeutischen und nosologischen Prognose, der Alters-, Geschlechts- und Milieuzusammensetzung, der Gleichheit von Therapie- und von Untersuchungsverfahren etc.), kann man teilweise umgehen, wenn eine sorgfältige neurosenpsychologische Anamneseerhebung vorgenommen wird, man also die Katamnesenbestimmung vorausplant und dieser ein psychodynamisches Konzept zugrunde legt. Im Arbeitsbereich der Katamnestik aber alle Methodenkritik zu umgehen, wird kaum je möglich sein. Die Vorausplanung eines Katamnesenprojektes ist sicher schwieriger, jedoch auch wesentlich effizienter als eine nachträgliche Erfolgsstudie.

3. Bei der Katamnesegruppe selbst, also jener Gruppe, bei der die Behandlungswirkung explizit geprüft werden soll, muß in erster Linie sichergestellt sein, daß mindestens 80 bis 90 % der Probanden die Nachuntersuchungstermine einhalten können. An der Psychotherapeutischen Klinik Stuttgart haben wir uns deshalb zunächst für einen Einzugsbereich im Umkreis von 70 km entschieden. Um einerseits Nachwirkungen der Behandlung abzuwarten, andererseits aber die außertherapeutischen Einwirkungen so gering wie möglich zu halten, sollte die erste Katamneseuntersuchung nicht früher als 1½ und nicht später als 4 Jahre nach dem Behandlungsabschluß erfolgen.

4. Dem Katamneseprogramm muß eine möglichst einheitliche, für ein bestimmtes Projekt verbindliche Neurosentheorie zugrunde liegen. Auf dem Boden einer psychodynamischen Hypothese gelingt eine wesentlich subtilere Beurteilung des Einzelfalles: eine besser vergleichbare Bestimmung der Diagnose und der Indikation für eine der anzuwendenden Psychotherapieformen sowie eine sichere

Prognose im Hinblick auf das erstrebte therapeutische Ziel, das bis zum Behandlungsabschluß und bis zur Katamneseerhebung erreicht werden sollte. Neurosenlehre und psychodynamische Hypothesenbildung entsprechen den physiologischen und pathophysiologischen Theoremen der Organmedizin. Hier wie dort werden Nosologie und der Sozialbezug von Krankheiten durch das theoretisch-empirische Grundkonzept bestimmt. Im Rahmen der Katamneseforschung können statistische Großprojekte weniger repräsentativ sein als gut vorbereitete Kleingruppenuntersuchungen. Dies gilt besonders für stationäre Psychotherapien mit ihren durchschnittlich schwereren und komplizierteren Krankheitsbildern.

5. Als eine der wichtigsten Voraussetzungen für die Relevanz eines Katamneseprojektes muß die Erarbeitung eines gültigen, reproduktionsfähigen Bewertungs- und Skalierungssystems angesehen werden. In der Psychotherapie ist die Ermittlung von Kriterien zur Beurteilung der Krankheitsschwere und der Behandlungswirkung nicht auf deskriptiv-phänomenologischem Wege möglich, sondern nur über eine genetisch-dynamische Betrachtungsweise. Wie die Neurose sich strukturiert und welche Änderungen durch die Behandlung eintreten, soll beurteilungsfähig sein. Deshalb sind scores, die etwa nur zwischen verschiedenen Besserungsgraden (z. B. sehr gut gebessert, genügend gebessert, ungebessert) unterscheiden, wenig brauchbar. Die Begriffe, Kategorien, Gruppierungen müssen genau definiert werden, sie sollen die psychodynamischen Verhältnisse (etwa den Konflikt zwischen Triebwünschen und Abwehrformationen, Ich-Einschränkungen und Über-Ich-Forderungen), die zwischenmenschlichen Bezüge (Ehe, Beruf) und die Symptomwertigkeit (seinen Belästigungsgrad = Leidensdruck) berücksichtigen sowie beurteilbar machen. Wegen ihrer Vielzahl sind die Kriterien der psychotherapeutischen Erfolgsbeurteilung oft inkommensurabel. MALAN geht von einem Vierpunktesystem aus und unterscheidet zwischen echter Lösung (drei Punkte), Teillösung (zwei Punkte), brauchbarer Scheinlösung (ein Punkt) und fehlender Lösung (null Punkte) eines unbewußten psychischen Konfliktes.

6. Die Katamneseplanung darf nicht auf systemimmanente Objektivitätskontrollen verzichten. So müssen die Angaben der Patienten durch Fremdbefragungen überprüfbar, die angewandten physiologischen und psychologischen Tests wiederholungsfähig und gesichert sowie die Persönlichkeitsstrukturen aller an dem Projekt Beteiligten (Patient, Erstuntersucher, Psychotherapeut und Katamnestiker) bekannt sein. Wegen der starken interpersonellen Beziehungen in der Psychotherapie (Übertragung und Gegenübertragung = unbewußte Projektionen und Identifikationen) ist die Kenntnis der Persönlichkeitsvarianten bei psychotherapeutischen Katamneseprojekten wichtiger als in der somatischen Medizin (siehe dort auch Placeboversuche, «Arzt als Droge»). Zwischenzeitliche

Veränderungen der Lebenssituation aus äußeren Gründen, die nichts mit der Behandlung zu tun haben, dürfen in die Katamnesebewertung nicht eingehen.
7. Eine vergleichbare Beschwerden- und Befunddokumentation für die Erstuntersuchungen, den Behandlungsverlauf einschließlich des Behandlungsendes und für die Katamnese sollte vorhanden sein.
8. Die Ermittlung der statistischen Werte und Korrelationen, die Erarbeitung von Bezugssystemen zu vergleichbaren Untersuchungen sowie die Beurteilung der Ergebnisse stellen die abschließenden Schritte eines Katamneseprojektes dar. Für die Beurteilung des Psychotherapieerfolges stellt DÜHRSSEN drei Aspekte heraus: 1. eine Zustandsänderung soll grundlegend sein, 2. als Behandlungseffekt darf nur das verstanden werden, was tatsächlich in kausalem Zusammenhang mit der Psychotherapie steht, 3. die Qualität des Erfolges muß gemessen werden an Ausmaß, Gründlichkeit sowie Dauerhaftigkeit der wiederhergestellten, ehemals gestörten Funktion bzw. Verhaltensweise.

Im Anschluß an diese theoretischen Erwägungen möchte ich als praktisches Beispiel das Katamneseprojekt der Psychotherapeutischen Klinik Stuttgart vorstellen:

a) Die Klinik besteht aus 100 Betten. Pro Jahr werden ca. 300 Patienten aufgenommen. Die durchschnittliche Behandlungsdauer liegt zur Zeit bei 120 Tagen, die allgemeine Wartezeit für Nichtselbstzahler beträgt 6 Monate, für Privatpatienten ca. 3 Monate. Etwa 25 % der jährlich 600 angemeldeten Patienten erweisen sich (meistens nach einer ambulanten Voruntersuchung) als ungeeignet für eine Klinikbehandlung. Ungefähr ein Drittel der aufgenommenen Patienten, das sind ca. 100, werden gegenwärtig in das Katamneseprogramm eingereiht.

Aus dem eben genannten Material ergibt sich, daß wir neben einer Experimentalgruppe von 100 Individuen eine etwa gleich große Kontrollgruppe von abgelehnten und eine weitere von Wartelistepatienten, diese noch unterteilt in Selbstzahler- und Kassenpatienten, haben.

Bei den abgelehnten Patienten ist eine strenge Parallelisierung der Merkmale mit den Probanden der Experimental- und Wartelistegruppe nicht in sehr hohem Maße zu erreichen, da es sich bei diesen um eine sozial und klinisch negative Auslese für die stationäre Psychotherapie handelt.

Im Laufe der beiden nächsten Jahre — abhängig vom Ausbau der Forschungsstelle — soll die Experimentalgruppe auf jährlich 200 Patienten anwachsen. Die frühesten Katamneseuntersuchungen sind 1½, die spätesten 4 Jahre nach Behandlungsabschluß vorgesehen. Bei einer ausgewählten Anzahl von klinisch und wissenschaftlich interessierenden Patienten werden mehrere Nachuntersuchungen innerhalb der Vier-Jahresgrenze durchgeführt.

b) An dem Katamneseprojekt sind sämtliche 16 Therapeuten und Psychologen der Klinik und der Forschungsstelle beteiligt. Die Psychotherapeuten setzen sich aus Vertretern der großen tiefenpsychologischen Schulen (FREUD, JUNG, ADLER, SCHULTZ-HENCKE) zusammen. Durch langwierige Vorbereitungen in Konferenzen und Lehrveranstaltungen konnte ein ausreichender wissenschaftlicher Konsens der an dem Projekt beteiligten Mitglieder in Hinblick auf Terminologie und dynamische Grundauffassungen erreicht werden. Für die praktische Ausführung des Katamnesenprogramms ließ sich eine strenge Dreiteilung verwirklichen: In einer Aufnahmestation führen zwei von der Behandlung weitgehend ausgeschlossene Psychotherapeuten sämtliche Voruntersuchungen durch (anamnestische, körperliche und psychische Befunderhebung, Psychodiagnostik), sie stellen die endgültige Indikation zu einer der Therapieformen (Gruppen- oder analytische Einzelbehandlung), sie schlagen vor, ob ein männlicher oder weiblicher Psychotherapeut, welche Schulrichtung für den vorliegenden Fall gewählt werden soll, sie formulieren die Diagnose und die psychodynamische Hypothese, von ihnen wird die prognostische Einschätzung in Hinblick auf das während der stationären Behandlung erwünschte psychotherapeutische Ziel abgegeben. Diagnose, psychodynamische Hypothese, positive oder negative Indikationsstellung und Prognosebewertung werden dann zum Zeitpunkt der Übergabe des Patienten an den behandelnden Arzt (gewöhnlich 8 bis 14 Tage nach der Klinikaufnahme) in einer gemeinsamen Konferenz aller Therapeuten überprüft und endgültig festgelegt. Innerhalb von weiteren 5 Wochen, genau bis zum 35. Tag nach der Klinikeinweisung, kann der behandelnde Arzt, wenn ihm zusätzlich wesentliche Fakten zum genetisch-dynamischen Verständnis der Psychopathologie des vorliegenden Falles bekanntgeworden sind, die psychodynamische Hpothese noch ergänzen bzw. revidieren. Während der stationären Behandlung bleibt der Patient ausschließlich in der Hand eines Psychotherapeuten oder wechselt höchstens vorübergehend in die seines Vertreters.

Am Ende der stationären Behandlung, vor der Entlassung aus der Klinik, wird bei jedem Katamnesepatienten von der Aufnahmestation noch ein Abschlußinterview durchgeführt, in dem der Behandlungserfolg und die Hypothesen zur Prognose und Psychodynamik eine Kontrolle erfahren. Nur allein der behandelnde Arzt aber legt den Zeitpunkt der ersten Katamneseuntersuchung fest, er allein bestimmt die nach der Entlassung weitergehenden psychotherapeutischen Maßnahmen, und nur er formuliert und skaliert (d. h. er nennt zwischen «gut» und «unzureichend» zu bewertende Antwortmöglichkeiten) zwischen 4 bis 10 Fragen, die vom Nachuntersucher bei der Katamneseerhebung an den Patienten gerichtet werden müssen. Eben nur der behandelnde Arzt ist ja aus der Kenntnis des in Gang gekommenen therapeutischen Prozesses in der

Lage, für den Einzelfall relevante Katamnesefragen zu konzipieren, also das anzugeben, was später gefragt bzw. gemessen werden soll.

In einer abschließenden gemeinsamen Konferenz aller Therapeuten wird dann noch eine epikritische Beurteilung über das während der stationären Behandlung Erreichte abgegeben und schließlich als letztes die Erfolgserwartungshypothese bis zum Zeitpunkt der Katamneseerhebung festgelegt.

Da es sich bei der Katamnesevorbereitung um eine aufwendige Arbeit handelt, die gut koordiniert sein muß, haben wir hierzu ein geeignetes Formblatt entwickelt. Weitere Daten zur Beurteilung eines Katamnesefalles sind in der «Behandlungs- und Verlaufskarte», in den von dem Therapeuten und der Abteilungsschwester getrennt geführten Krankenblattaufzeichnungen bzw. Fallberichten sowie auf einer «Gestaltungstherapiekarte», in der die Bildnereien und Werkarbeiten chronologisch aufgeführt sind, enthalten. Das schöpferische Material der Patienten wird fotografiert und fortlaufend archiviert. Daneben werden noch bei einzelnen Patienten Traumserien systematisch fixiert. Die persönlichen und sozialen Angaben jedes Patienten sind in einem standardisierten Krankenblattkopfbogen aufgeführt. Außerdem ist seit kurzem noch eine validierte und faktorenanalytisch überprüfte Beschwerdeliste in Gebrauch, die ebenso wie einen ca. 70 Items umfassenden und nach neurosenpsychologischen Gesichtspunkten aufgebauten Fragebogen jeder Patient bei Eintritt in die Klinik selbst ausfüllen muß. Eine standardisierte «Befundliste» befindet sich zur Zeit noch in theoretischer Bearbeitung. Das gesamte Datenmaterial wird dokumentationsgerecht aufgenommen, verschlüsselt, auf Lochkarten übertragen und später bei der Katamneseauswertung einer elektronischen Verarbeitung zugeführt.

Die katamnestischen Nachuntersuchungen, bei denen teilstandardisierte Interviews, Testwiederholungen sowie eine psychiatrische und körperliche Exploration vorgesehen sind, liegen nicht mehr in den Händen der Aufnahmestation oder der Therapeuten, sondern ausschließlich in denen der Forschungsstelle.

c) Die für die Katamnesestudie grundlegenden Formulierungen der Hypothesen werden nach dem Konzept der Psychoanalyse durchgeführt. Die Bewertungskriterien und Punktsysteme sind dabei überwiegend von MALAN übernommen.

d) Das Katamnesemodell der Stuttgarter Klinik ist prospektiv, es beruht auf einer vereinheitlichten theoretischen Grundauffassung der Neurosen und geht nach einer strengen operationalen Dreiteilung vor (Aufnahmestation, Therapeut, Forschungsstelle). Wir hoffen, auf diese Weise im Experiment Validität und Reliabilität der klinischen Psychotherapie ausreichend objektivieren zu können oder, im negativen Falle, zu einer Revision des bisherigen Behandlungskonzeptes beizutragen.

Soziale Schicht und Krankheitsverhalten – Eine Kontrollstudie

A. Kramer u. J. Siegrist

Durch die zunehmende Bedeutung der Prävention neben der kurativ-rehabilitativen Medizin erhält die Eigeninitiative, die Handlungsbereitschaft des «potentiellen» Patienten gegenüber dem medizinischen System ein besonderes Gewicht.[1] Die Frage nach den Faktoren, von welchen diese Handlungsbereitschaft abhängig ist, und somit die Analyse objektiver, durch äußere Gegebenheiten bedingter und subjektiver, von Einstellungsmustern abhängiger Barrieren gegenüber einem optimalen Gesundheitsverhalten stellt eine wichtige gesundheitspolitische Aufgabe der sozialwissenschaftlichen Forschung in der Medizin dar. Während die Medizinsoziologie im angelsächsischen Bereich bereits seit mehr als 20 Jahren dieser Fragestellung nachgeht und mit ihren Ergebnissen Anlaß zu verschiedenen gesundheitspolitischen Neuerungen gegeben hat, ist dieses Feld in der Forschung hierzulande noch kaum in Angriff genommen worden.[2]
Die vorwiegend amerikanischen Studien haben den zentralen Zusammenhang zwischen Phänomenen wie mangelnde Benutzung medizinischer Einrichtungen, Hinausschieben des Arztbesuches, Fernbleiben bei Vorsorgeuntersuchungen, ungenügendes medizinisches Alltagswissen, Anwendung von Selbstmedikamentation einerseits und der sozialen Lage andererseits aufgezeigt[3] und deutlich gemacht, daß die hauptsächliche Ursache schwerwiegender Unterprivilegierungen der Grund-

---

[1] Ferber spricht in diesem Zusammenhang von der Patientensteuerung der Gesundheitsdienste. Vgl. Ch. von Ferber, Gesundheit und Gesellschaft, Stuttgart u. a. 1971, S. 38 f.

[2] Institut für Demoskopie, Soziologische Daten zur Gesundheitspolitik. Gutachten über eine Bevölkerungsumfrage in Hessen, Allensbach 1958.
Pflanz, M., Pinding, M., Medizinsoziologische Untersuchung über Gesundheitsverhalten, in: A. Mitscherlich et al., Der Kranke in der modernen Gesellschaft, Köln/Berlin 1967, S. 290–304.

[3] Aus der Vielzahl der Arbeiten seien als Beispiele genannt: Rosenblatt, D., Suchman, E. A., The Underutilization of Medical Care Services by Blue-Collarites. In: Shostak, Gomberg (eds.), Blue-Collar World, Prentice Hall 1964, S. 341–349; Koos, E. L., The Health of Regionville. What the people thought and did about it. Columbia University Press, New York 1954; Zborowski, Mark, Cultural Components in Responses to Pain, Journal of Social Issues 1952, 4, S. 16–30.
Vgl. weitere Literaturhinweise in den in Anm. 5 genannten Arbeiten.

schichten und farbigen Minoritäten in sozialpolitischen und versicherungsrechtlichen Mißständen liegt.[4]

Wie steht es demgegenüber in der Bundesrepublik Deutschland, wo doch sozialpolitische Diskriminierungen für die großen Sozialgruppen spätestens seit Inkrafttreten der Rentenversicherungspflicht- und Lohnfortzahlungsgesetze sowie der gesetzlichen Vorsorgeuntersuchungen kaum mehr eine *prinzipielle Rolle* spielen? Gibt es auch hier noch Barrieren, die innerhalb bestimmter sozialer Gruppierungen, insbesondere in der unteren Sozialschicht, bestehen?

Diese Frage bildete den Ausgangspunkt einer Studie über Krankheitsverhalten und soziale Schichtzugehörigkeit, welche SIEGRIST und BERTRAM 1970 an 78 männlichen Kurpatienten durchführten.[5] Zwar konnte diese Untersuchung die entsprechenden Hypothesen bestätigen, aber es blieben einige wesentliche, die Ergebnisse relativierende Einschränkungen bestehen, so insbesondere erstens die geringe Zahl der untersuchten Probanden und zweitens das medizinische Vorbelastet- bzw. Voreingenommensein der Probanden durch den Kuraufenthalt, durch die dort geübte Gesundheitserziehung und medizinische Aufklärung. So erschien es uns als dringend angezeigt, eine ergänzende Kontrollstudie durchzuführen. Anhand von Forschungsmitteln der Landesversicherungsanstalt Württemberg konnten wir in zwei Betrieben 165 männliche Beschäftigte befragen. Damit wurde die Überprüfung der aufgestellten Hypothesen an einer zum Erhebungszeitpunkt medizinisch nicht beeinflußten sowie zahlenmäßig größeren Population möglich. Die Ergebnisse dieser Kontrollstudie sollen im folgenden im Vergleich zur ursprünglichen Studie dargestellt werden. Zuvor müssen wir jedoch kurz den Untersuchungsansatz und die angewandte Methode verdeutlichen.

Unter dem Begriff «Krankheitsverhalten» verstehen wir «Reaktionen auf Krankheitsanzeichen sowie die damit verbundenen Einstellungen, Wahrnehmungen und Informationen als Teil sozio-kulturell variierenden Verhaltens».[6] Von der Anlage unserer Untersuchung her können wir nur die Einstellungs-, Wahrnehmungs- und Informationsebene untersuchen; die Möglichkeit einer Validierung unserer Ergebnisse an faktischen Reaktionsweisen der Probanden bleibt uns verschlossen. Außer-

---

[4] Den Versuch einer zusammenfassenden diesbezüglichen Darstellung unternimmt A. L. STRAUSS, Medical Organization, Medical Care and Lower Income Groups, in: Social Science and Medicine 3/1969, S. 143—177.

[5] J. SIEGRIST und H. BERTRAM, Schichtspezifische Variationen des Krankheitsverhaltens, Soziale Welt 21/22, 1970/71, S. 206—218. Als kurze Zusammenfassung außerdem: J. SIEGRIST, H. BERTRAM, Soziale Determinanten des Krankheitsverhaltens, Medizinische Klinik 66, 1971, S. 1345—1346.

[6] J. SIEGRIST, H. BERTRAM, a. a. O., S. 206. Dort auch weitere Literatur.

dem stellt sich bei der Begrenzung auf subjektive Daten die Frage nach der sinnvollen Abgrenzung verschiedener Komponenten des sozio-kulturell erworbenen Einstellungsgefüges. Im Hinblick auf das Krankheitsverhalten haben wir die folgenden Bereiche analytisch unterschieden[7]:
1. Alltagsnähe versus Alltagsfremdheit des medizinischen Bereichs.
2. Hoher versus geringer Informationsstand in medizinischen Fragen.
3. Aufmerksamkeit versus Toleranz gegenüber Krankheitssymptomen.
4. Präventionsfreundliche versus antipräventive Einstellungen.

Der erste «Faktor» sollte die soziale Nähe zu den Ärzten, das Einbeziehen des Subsystems Medizin in die eigene Alltagswelt erfassen. Hier gingen wir von der Annahme aus, daß Grundschichtmitglieder mehr soziale Distanz zum Arzt aufweisen, daß der medizinische Bereich ihnen weniger vertraut ist als Mitgliedern der Mittelschicht. In enger Verbindung mit diesem Faktor sehen wir den Informationsstand im medizinischen Alltagswissen: Soziale Distanz zum medizinischen Bereich erschwert nicht nur den Zugang zu den entsprechenden Informationsquellen, sondern auch die Motivation zu einem einigermaßen kontinuierlichen Wissenserwerb. Die dritte und vierte Komponente sollten die Einstellungsmuster des Krankheitsverhaltens feiner aufgliedern, indem die unterschiedliche Wahrnehmungsschwelle und Sensibilität gegenüber Anzeichen des eigenen Körpers sowie die Bereitschaft zu antizipierenden Maßnahmen hinsichtlich der eigenen Gesundheit erkundet wurden. In Anlehnung an Ergebnisse der Sozialisationsforschung nahmen wir an, daß mittelschichtspezifische kognitive Erziehungsstile (deferred gratification, individuelle Zukunftsorientierung) die Symptomaufmerksamkeit und präventive Einstellung stark fördern, während diese im Erziehungsmilieu der Grundschicht, durch die mangelnden Einübungen in Abstraktionen über die Welt «tout court» hinaus, eher verhindert werden.

Zusammenfassend lauten die beiden Haupthypothesen unserer Untersuchung:
1. Mitglieder der Grundschicht unterscheiden sich in allen vier Bereichen des Krankheitsverhaltens signifikant von Mitgliedern der Mittelschicht, und zwar in der folgenden Weise: Sie weisen gegenüber der Mittelschicht mehr Alltagsfremdheit, einen geringeren Informationsstand, mehr Symptomtoleranz und mehr antipräventive Einstellungen auf.

---

[7] J. SIEGRIST und H. BERTRAM, a. a. O., S. 207. Es kann auch an dieser Stelle nicht genügend betont werden, daß diese Unterscheidungen recht grob und vorläufig sind und daß es heute zu irgendeiner festen Systematik der Phänomene des Krankheitsverhaltens noch zu früh ist. Siehe dazu die ausführlichen Analysen von D. MECHANIC, Medical Sociology, New York und London 1968, S. 115—157.

2. Für die Mittelschicht besteht ein signifikant positiver Zusammenhang zwischen Zukunftsorientierung und präventionsfreundlicher Einstellung bzw. Symptomaufmerksamkeit; für die Grundschicht besteht ein signifikant positiver Zusammenhang zwischen fehlender Zukunftsorientierung und antipräventiver Einstellung bzw. Symptomtoleranz.

Methodik

Unsere Kontrollerhebung wurde an einer Stichprobe von N = 165 durchgeführt, die sich aus Arbeitern und Angestellten zweier Betriebe rekrutierten. Dabei untersuchten wir 84 Arbeiter in einem metallbearbeitenden Betrieb sowie 81 Angestellte eines Verlagshauses. Die Auswahl der Stichprobe erfolgte in Zusammenarbeit mit der Werksambulanz bzw. der Personalabteilung der betreffenden Betriebe. Es wurde darauf geachtet, daß eine Zufallsauswahl zustandekam. Das Alter der durchgehend männlichen Befragten lag zwischen 20 und 60 Jahren.

Die Zuordnung der Befragten zur sozialen Schicht wurde anhand eines Schichtindex aus den gleichgewichtigen Merkmalen Ausbildung und berufliche Stellung vorgenommen. Probanden mit 0–4 Punkten wurden der Grundschicht (N = 95), Versuchspersonen mit 5–9 Punkten der Mittelschicht (N = 70) zugeordnet. Die Zuordnung erfolgte anhand der folgenden Kategorien:

Ausbildung:

0 = ohne Volksschulabschluß
1 = Volksschulabschluß
2 = Volks- und Berufsschule, Lehre
3 = mittlere Reife, Lehre oder Fachschule
4 = Abitur bzw. Fachhochschule
5 = Hochschulabschluß

Berufliche Stellung:

0 = ungelernte Arbeiter
1 = angelernte Arbeiter
2 = Facharbeiter, ausführende Angestellte
3 = qualifizierte Angestellte, Meister, kleinere Selbst.
4 = leitende Angestellte, technische Kader
5 = Spitzenpositionen in Management und Ausbildung

Das Erhebungsinstrument bestand aus einem strukturierten, teils geschlossenen, teils offenen Interviewleitfaden. In die vorliegende Auswertung gingen 21 inhaltliche Fragen zum Krankheitsverhalten sowie 11 Fragen zu Sozialdaten ein. Die Dauer der Interviews betrug im Durchschnitt 30 Minuten. Sie wurden am Arbeitsplatz durchgeführt. Die Auswertung der Daten erfolgte anhand vorgegebener bzw. nachträglich gebildeter Antwortkategorien nach Häufigkeitsverteilungen. Die Kontingenzen wurden nach sozialer Schicht dargestellt; außerdem wurden die Kontrollvariablen Wohnort, Alter und Intergenerationenmobilität überprüft. Zur Feststellung der Enge des Zusammenhanges wurde der interspezifische Assoziationskoeffizient nach COLE berechnet (C-Koeffizient)[8], dessen statistische Signifikanz durch Chi² überprüft wird. Bei den Achtfelder-Kontingenztafeln bestimmten wir den Kontingenz-Koeffizienten (CC-Koeffizient)[9], dessen statische Signifikanzprüfung ebenfalls über Chi² erfolgt. Diese beiden Koeffizienten sind ähnlich zu interpretieren wie der Produkt-Moment-Korrelationskoeffizient. Sie fallen allerdings aus mathematischen Gründen numerisch immer bedeutend niedriger aus als jener, was bei der Interpretation zu berücksichtigen ist. Als Signifikanzgrenze setzten wir das 5 %-Niveau fest[10].

Eine über diese statistische Auswertung hinausgehende Analyse des Materials hielten wir im Rahmen unserer Fragestellung für zu aufwendig. Da die Daten jedoch auf Lochkarten gespeichert sind, könnte eine Interkorrelationsmatrix mit anschließender Faktorenanalyse jederzeit durchgeführt werden.

Ergebnisse

Bei der Darstellung der Ergebnisse beschränken wir uns auf den Vergleich der anhand von ausgewählten Merkmalen gebildeten Indikatoren zu den vier Bereichen des Krankheitsverhaltens. Während der Kontrolluntersuchung ergaben sich einige Verbesserungsvorschläge zu einzelnen Operationalisierungen. Im Sinne einer optimalen Vergleichbarkeit der beiden Studien haben wir jedoch hier nur Ergebnisse berechnet, die sich aus identischen Fragen ergaben. Dies hat zur Folge, daß einige Häufigkeitsverteilungen, die in der Untersuchung von SIEGRIST und BERTRAM dargestellt sind, geringfügig verändert wurden. Im folgenden nennen wir durchgehend die Studie von SIEGRIST und BERTRAM Untersuchung A, die Kontrollstudie Untersuchung B. «I» bedeutet bei allen folgenden Tabellen Mittelschicht, «II» Grundschicht. Die absoluten Häufigkeiten werden um der besseren Vergleichbarkeit willen in Prozentwerten dargestellt, die nach Schichtzugehörigkeit gebildet werden. Nähere Einzelheiten zur Anlage der Untersuchung B sowie zum Vergleich mit der Untersuchung A sind der Arbeit von A. KRAMER zu entnehmen.[11]

---

[8] Vgl. G. A. LIENERT, Verteilungsfreie Methoden in der Biostatistik, Meisenheim a. Gl. 1962, S. 179 f.

[9] Der CC-Koeffizient prüft wie der C-Koeffizient die Enge des durch Chi² aufgedeckten Zusammenhanges, allerdings für mehr als Vier-Felder-Kontingenztafeln.

[10] In der Studie von SIEGRIST und BERTRAM (a. a. O.) wurde das 10 %-Niveau gewählt. Wir haben uns hier jedoch an das allgemein übliche strengere 5 %-Niveau gehalten. Bei der Signifikanz-Angabe beschränken wir uns auf die Werte C bzw. CC und p (Signifikanzniveau).

[11] A. KRAMER, Gesundheitsverhalten als schichtspezifisches Phänomen. Unveröffentlichte

Ergebnisse zu Hypothese 1

1. Die Alltagsnähe bzw. Alltagsfremdheit des medizinischen Bereiches wurde in beiden Studien anhand von vier Fragen untersucht. Dabei erwiesen sich jedoch in Studie A drei Fragen als wenig aussagekräftig; in Untersuchung B wurden daher drei neue Fragen gebildet, die alle auf dem 1%-Niveau im Sinne der Hypothese signifikant waren. Als einzige vergleichbare Frage wurde das die faktische soziale Nähe zu den wichtigsten Trägern des medizinischen Bereiches erkundende Item hier vergleichend dargestellt: «Haben Sie in Ihrem Verwandten- oder Bekanntenkreis auch jemand, der Mediziner ist?»

Tabelle I: Alltagsnähe und Schichtzugehörigkeit

	Untersuchung A		Untersuchung B	
	I	II	I	II
Alltagsnähe	34%	13%	51%	18%
Alltagsfremdheit	66%	87%	49%	82%
	100%	100% (N = 78)	100%	100% (N = 165)
	p < 0,05	C = 0,44	p < 0,001	C = 0,33

Tabelle I zeigt an, daß für beide Untersuchungen hier ein Zusammenhang im Sinne der Hypothese besteht, wenn auch in unterschiedlicher Stärke. Der in Untersuchung A aus zwei Fragen gebildete Gesamtindikator zur Alltagsnähe erwies sich im übrigen auf dem 5%-Niveau als signifikant, während der verbesserte, aus vier Einzelfragen konstruierte Gesamtindikator der Untersuchung B einen sehr signifikanten (= 0,39, p<0,001) Zusammenhang erbrachte: 69% der Mittelschicht gegenüber 32% der Grundschicht weisen eine Alltagsnähe gegenüber dem medizinischen Bereich auf.

2. Die Güte medizinischen Wissens wurde in beiden Untersuchungen anhand von zwei Testfragen untersucht, wonach die erste die häufigste Todesursache erfragt, die zweite Kenntnisse über Diagnose, Therapie und Pathogenese der Zuckerkrankheit verlangte. Dabei wurde die zweite Frage stärker als die erste gewichtet. Der Vergleich der gemeinsamen schichtspezifischen Antworttendenz auf diese beiden Fragen ist in der folgenden Tabelle II dargestellt.

Magisterarbeit, Freiburg 1972. An dieser Stelle möchten wir auch Frau Elisabeth LIENHARD für ihre Mitarbeit bei der Planung, Durchführung und Aufbereitung eines Teiles des Materiales herzlich danken.

Tabelle II: Medizinischer Informationsstand und Schichtzugehörigkeit

	Untersuchung A		Untersuchung B	
	I	II	I	II
hoher Informationsstand	66 %	43 %	71 %	32 %
geringer Informationsstand	34 %	57 %	29 %	68 %
	100 %	100 % (N = 78)	100 %	100 % (N = 165)
	p = n. s.		p < 0,001	C = 0,43

Die Antwortverteilung in Untersuchung A ist knapp über dem 5 %-Niveau nicht mehr signifikant, kann jedoch als Trend im Sinne der Hypothese interpretiert werden. Interessant ist die Tatsache, daß in den Tabellen I bis III die Population B durchgehend höhere Signifikanzwerte erreicht als die Population A. Dies bestärkt unsere Vermutung, daß die medizinisch nicht vorbelastete Untersuchungsgruppe ein stärker ausgeprägtes Krankheitsverhalten aufweist als das an einem gewissen Patientenstatus fixierte Untersuchungskollektiv der Kurteilnehmer.

3. In beiden Untersuchungen wurde die Symptomaufmerksamkeit anhand der folgenden drei Fragen überprüft:

1. «Stellen Sie sich vor, Sie fühlen sich recht unwohl, wollen aber nicht gleich den Arzt rufen; was machen Sie da?»
2. «Man hört gerade bei leichteren Erkrankungen die Meinung, der Körper müsse mit den Beschwerden allein fertig werden. Was meinen Sie dazu?»
3. «Würden Sie bei Verspüren chronischer Müdigkeit den Arzt aufsuchen?»

Die gemeinsame schichtspezifische Antworttendenz auf den Faktor Symptomaufmerksamkeit bzw. Symptomtoleranz für beide Untersuchungsgruppen wird in der folgenden Tabelle III dargestellt.

Tabelle III: Symptomaufmerksamkeit und Schichtzugehörigkeit

	Untersuchung A		Untersuchung B	
	I	II	I	II
Symptomaufmerksamkeit	57 %	41 %	47 %	25 %
Symptomtoleranz	43 %	59 %	53 %	75 %
	100 %	100 % (N = 78)	100 %	100 % (N = 165)
	p < 0,02	C = 0,16	p < 0,01	C = 0,26

4. Ähnlich wie bei der Alltagsnähe bzw. Alltagsfremdheit wurden bei der Präventivorientierung in Untersuchung B zusätzliche Operationalisierungen vorgenommen, so daß die Vergleichbarkeit auch hier wiederum auf eine Frage beschränkt bleibt: «Nehmen wir an, so eine Vorsorgeuntersuchung kostet zwischen 50 und 100 DM. Würden Sie unter diesen Umständen mitmachen?»

Tabelle IV: Präventive Einstellung und Schichtzugehörigkeit

	Untersuchung A		Untersuchung B	
	I	II	I	II
Präventive Einstellung	85 %	59 %	67 %	54 %
Antipräventive Einstellung	15 %	41 %	33 %	46 %
	100 %	100 % (N = 78)	100 %	100 % (= 165)
	$p < 0,01$	$C = 0,45$	$p =$ n. s.	

Auch hier liegt der Chi²-Wert der Untersuchungsgruppe B knapp über dem 5 %-Niveau; es zeigt sich also nur eine tendenzielle Bekräftigung der Hypothese. Bei dieser Frage vermuteten wir zunächst, daß die unterschiedliche Teilnahmebereitschaft auf die teilweise beträchtlichen Einkommensunterschiede unserer Teilpopulationen zurückzuführen sei. Eine statistische Überprüfung dieses Faktors widerlegte allerdings unsere Annahme und bestätigte, daß der Zusammenhang zwischen Schicht und Präventiveinstellung bei der obengenannten Frage nicht auf unterschiedlicher finanzieller Lage beruht.

In diesem Zusammenhang ist die Tatsache von Interesse, daß ein beträchtlicher Teil der Mittelschichtangehörigen der Untersuchung B (31 % gegenüber 14 % der Grundschicht) einen Kostenanteil des einzelnen an Vorsorgeuntersuchungen befürwortet. Die Mittelschichtpopulation betont die Eigenverantwortung des Individuums für seine Gesundheit und argumentiert, der Wert solcher Untersuchungen und die ihnen geschenkte Aufmerksamkeit würde beträchtlich steigen, wenn man aus «eigener Tasche» dafür bezahlen müsse.

Die zusätzlichen Operationalisierungen der Untersuchung B haben keine durchgehenden Signifikanzen erbracht. Somit ist der Faktor Präventiveinstellung der einzige der vier untersuchten Faktoren, bei denen die medizinisch nicht vorbelastete Untersuchungsgruppe ein schwächer ausgeprägtes Krankheitsverhalten aufweist als die Kurpopulation.

Wieweit dieses Ergebnis auf Mängel unserer Operationalisierungen zurückzuführen ist oder wieweit es die Teilhypothese der antipräventiven Einstellung der Grundschicht für das Untersuchungskollektiv B tatsächlich falsifiziert, können wir an dieser Stelle nicht genau ermitteln.

Zusammenfassend läßt sich sagen, daß in sechs von acht Fällen statistisch signifikante Beziehungen im Sinne der Hypothese I ermittelt wurden und daß in den beiden anderen Fällen die Chi^2-Werte knapp über dem 5%-Niveau lagen. Insgesamt können wir zunächst die Hypothese I als bestätigt betrachten, wenn auch die Enge des durch den C-Koeffizienten gemessenen Zusammenhangs in allen Fällen nicht sehr stark ist. In drei von vier Bereichen des Krankheitsverhaltens wies die medizinisch nicht vorbelastete Population stärkere Hinweise auf als die Kurpopulation, einzig beim Faktor Präventiveinstellung war dies nicht der Fall. Zieht man zu diesen Ergebnissen das weitere Faktum hinzu, daß die Kontrollvariablen Alter, Wohnort, Intergenerationenmobilität keine durchgehend signifikanten Tendenzen erkennen ließen, dann wird der überragende Einfluß der Schichtzugehörigkeit auf das Krankheitsverhalten deutlich.

Ergebnisse zu Hypothese 2

Den Zusammenhang zwischen speziellen Einstellungen des Krankheitsverhaltens und allgemeinen Grundeinstellungen, die durch schichtspezifische Sozialisationstechniken vermittelt sind, konnten wir nur über einen sehr begrenzt aussagekräftigen Indikator ermitteln. Neben unterschiedlichen Operationalisierungen in den Untersuchungen A und B, die großenteils auf dem 1%-Niveau signifikant waren, haben wir die zentrale Frage nach der Zukunftsorientierung wie folgt gestellt: «Was ist für Ihre Zukunft besonders wichtig?»

Wir unterstellten dabei, daß die auf das eigene Leben bezogene planende Vorausschau auf zukünftige Ereignisse und Abstraktion von dem gegenwärtigen Zustand für die erwerbstätigen Männer unserer Population sich vor allem in der Relevanz zeige, die der beruflichen Entwicklung beigemessen wird. Als zukunftsorientiert betrachteten wir diejenigen, welche das berufliche Fortkommen, das Erreichen von Berufszielen, und zwar unabhängig von ihrem gegenwärtigen Alter, als vorrangig betrachteten. Als nicht zukunftsorientiert stuften wir jene ein, welche nächstliegende oder näherliegende Relevanzbereiche wie gegenwärtiges Wohlergehen, familiäre Lage und ähnliches nannten. Tabelle V zeigt, daß in beiden Untersuchungen dieser — wenn auch begrenzte — Indikator eine sehr hohe statistische Signifikanz im Sinne unserer Hypothese aufweist.

Anhand des Indikators «Individuelle Zukunftsorientierung» können wir nun versuchen, den dreidimensionalen Zusammenhang zwischen Schichtzugehörigkeit, präventiver Einstellung und Zukunftsorientierung darzustellen und damit den ersten Teil der zweiten Hypothese zu überprüfen. Wir sehen aus den in Tabelle VI zusammengestellten Zahlen, daß für beide Untersuchungsgruppen dieser Zusammenhang hoch signifikant ist. Die optimale Kombination einer individuellen Zukunftsorientierung und präventiver Maßnahmen hinsichtlich der eigenen Gesundheitssicherung weisen in der Schicht I (Untersuchung A) 59 % gegenüber 16 % in der Schicht II auf, während die ungünstigste Kombination einer fehlenden Zukunftsorientierung und einer antipräventiven Einstellung nur bei 5 % der Schicht I, dagegen 36 % der Schicht II verbreitet ist. Weniger deutlich hinsichtlich der Mittelschicht, noch deutlicher hinsichtlich der Grundschicht zeigt sich dieser Zusammenhang bei der Untersuchung B: Hier weisen nur 9 % der Grundschichtmitglieder die optimale Kombination des Krankheitsverhaltens auf (zukunftsorientiert + präventiv eingestellt), während beinahe die Hälfte aller Befragten (47 %) die ungünstigste Kombination (weder zukunftsorientiert noch präventiv eingestellt) besitzen.

Tabelle V: Individuelle Zukunftsorientierung und Schichtzugehörigkeit

	Untersuchung A		Untersuchung B	
	I	II	I	II
individuelle Zukunftsorientierung	68 %	19 %	44 %	19 %
keine individuelle Zukunftsorientierung	32 %	81 %	56 %	81 %
	100 %	100 % (N = 78)	100 %	100 % (N = 165)
	$p < 0{,}001$	C = 0,58	$p < 0{,}001$	C = 0,35

Tabelle VI: Schicht, Zukunftsorientierung und präventive Einstellung

Untersuchung A

	Zukunftsorient. ja		Zukunftsorient. nein		
	präventiv	antipräventiv	präventiv	antipräventiv	
I	59 %	10 %	26 %	5 %	100 %
II	16 %	5 %	43 %	36 %	100 %

$$N = 78 \quad p < 0{,}001 \quad CC = 0{,}45$$

Untersuchung B

	Zukunftsorientierung ja		Zukunftsorientierung nein		
	präventiv	antipräventiv	präventiv	antipräventiv	
I	24 %	16 %	41 %	19 %	100 %
II	9 %	9 %	35 %	47 %	100 %

$$N = 163 \quad p < 0{,}01 \quad CC = 0{,}28$$

Ähnlich sieht der Zusammenhang, der den zweiten Teil der zweiten Hypothese überprüfen soll, aus: Wieweit zwischen der Schichtzugehörigkeit, der Zukunftsorientierung und der Symptomaufmerksamkeit eine Beziehung besteht, zeigt die folgende Tabelle VII.

Tabelle VII: Schicht, Zukunftsorientierung und Symptomaufmerksamkeit

Untersuchung A

	Zukunftsorientierung ja		Zukunftsorientierung nein		
	sympt. aufmerksam	sympt. tolerant	sympt. aufmerksam	sympt. tolerant	
I	37 %	31 %	18 %	14 %	100 %
II	11 %	8 %	22 %	59 %	100 %

$$N = 78 \quad p < 0,001 \quad CC = 0,38$$

Untersuchung B

	Zukunftsorientierung ja		Zukunftsorientierung nein		
	sympt. aufmerksam	sympt. tolerant	sympt. aufmerksam	sympt. tolerant	
I	16 %	29 %	31 %	24 %	100 %
II	4 %	15 %	21 %	60 %	100 %

$$N = 165 \quad p = n.s.$$

Auch hier bestehen eindeutige Trends im Sinne der Hypothese, wenn auch die Verteilung der Antworten in der Mittelschicht der Untersuchung B dazu führt, daß der Chi²-Wert der letzten Tabelle nur auf dem 10 %-Niveau signifikant ist und somit über dem von uns gesetzten statistischen Niveau liegt. Wiederum zeigt sich ein deutliches Gefälle hinsichtlich optimaler bzw. ungünstiger Konstellationen von Einstellungsmustern. Während in der Mittelschicht der Untersuchung A doppelt soviele symptomaufmerksam und zukunftsorientiert sind wie nicht zukunftsorientiert und symptomtolerant, weisen in der Grundschicht mehr als fünfmal soviele Mitglieder die ungünstigste gegenüber der optimalen Kombination auf. Noch krasser ist es in der Grundschicht (Untersuchung B): Hier sind nur 4 % der Befragten zukunftsorientiert und symptomaufmerksam, während 60 % symptomtolerant und nicht zukunftsorientiert sind.

Faßt man beide Untersuchungsgruppen hinsichtlich der extremen Konstellationen des Krankheitsverhaltens zusammen, dann ergibt sich die folgende eindrucksvolle Darstellung:

Tabelle VIII: Extremgruppen des Krankheitsverhaltens und Schichtzugehörigkeit

(Untersuchung A und B zusammengefaßt, N = 243)

hinsichtlich des Zusammenhanges Schicht, Zukunftsorientierung und Symptomaufmerksamkeit

	zukunftsor. + symptomaufmerksam (1)	nicht zukunftsorient. + symptomtolerant (4)	
I	23 %	21 %	bezogen auf N = 111 (= 100 %)
II	6 %	60 %	bezogen auf N = 132 (= 100 %)

hinsichtlich des Zusammenhangs Schicht, Zukunftsorientierung und präventiver Einstellung

	zukunftsorient. + präventiv (1)	nicht zukunftsorient. + antipräventiv (4)	
I	37 %	14 %	bezogen auf N = 111 (= 100 %)
II	11 %	44 %	bezogen auf N = 130 (= 100 %)

Die Tabelle zeigt die unterschiedlichen Dispositionschancen hinsichtlich eines ausgeprägten Krankheitsverhaltens auf der Einstellungs- und Wahrnehmungsebene. Die optimale Kombination hinsichtlich der Einstellungskomponenten Symptomaufmerksamkeit und präventive Einstellung nehmen in der Mittelschicht 23 bzw. 37 % der Befragten ein gegenüber 6 bzw. 11 % der Grundschicht. Einstellungen, die auf eine verminderte Handlungsbereitschaft bzw. fehlende Eigeninitiative hindeuten (weder zukunftsorientiert noch symptomaufmerksam bzw. präventiv eingestellt) finden sich nur bei 21 bzw. 14 % der Mittelschichtangehörigen, dagegen bei 60 bzw. 44 % der Grundschichtangehörigen.

Alle diese Zahlenangaben bestätigen die von uns aufgestellte zweite Hypothese in weit entschiedenerem Maße als die erste Hypothese. Der Einfluß subjektiver Einstellungsmuster und somit subjektiver Barrieren auf das gesamte Krankheitsverhalten hat damit einen hohen Grad an Plausibilität erhalten.

Zusammenfassung

Wir sehen die theoretische Bedeutung der beiden hier verglichenen Studien zum einen in dem Versuch, innerhalb des umfassenden Phänomens des Krankheitsverhaltens vier Komponenten in ihrem systematischen Zusammenhang mit dem sozialen Tatbestand der Schichtzugehörigkeit aufzuweisen, zum andern in der Verbindung der speziellen Einstellungs- und Wahrnehmungsmuster hinsichtlich Krankheitsverhalten mit einer grundlegenden, in der primären kognitiven Sozialisation erworbenen Grundeinstellung (Zukunftsorientierung). Zwar finden wir in der Literatur vereinzelte Hinweise zu dem zuletzt genannten Punkt[12], aber eine ähnliche Hypothesenüberprüfung ist uns bisher nicht bekannt.

Der Aussagegehalt unserer inzwischen an über 240 männlichen berufstätigen Probanden durchgeführten Erhebungen wird trotz des relativ hohen Bestätigungsgrades der beiden Untersuchungshypothesen durch zwei Tatbestände begrenzt, auf die wir bereits hingewiesen haben: Erstens durch die teilweise noch mangelhaften Operationalisierungen einzelner Komponenten des Krankheitsverhaltens und zweitens durch die fehlende Möglichkeit einer Validierung der Einstellungen anhand eines Nachweises entsprechender manifester Reaktionsweisen.

Dennoch erlauben unsere Ergebnisse den für die gesundheitspolitisch-praktische Seite wichtigen Schluß, daß über sozialpolitische Neuerungen hinaus schichtspezifische Mentalitäts- und Verhaltensweisen fortdauern, die einem optimalen Krankheitsverhalten entgegenstehen. Obwohl es in der Bundesrepublik Deutschland seit Inkrafttreten der Lohnfortzahlungs- und Rentengesetzgebung kaum noch objektive gesundheitspolitische Diskriminierungen zwischen Angehörigen der Mittelschicht und der Grundschicht gibt, bestehen soziale Ungleichheiten in der Nutzung, in der Bereitschaft zum Umgang mit diesen institutionellen Gegebenheiten tendenziell weiter fort.

---

[12] Vgl. B. R. ROSENGREN, Social Class and Becoming «Ill», in: A. SHOSTAK, W. GOMBERG, Blue Collar World, a. a. O., S. 333—340; D. Mechanic, Religion, Religiosity and Illness Behavior: The Special Case of the Jews, in: Human Organization 22, 1863, S. 202 bis 208; B. GOLDSTEIN, R. L. ECHHORN, The Changing Protestant Ethic: Rural Patterns in Health, Work and Leisure, American Soziological Review 26, 1961, S. 557—565.

Ergebnisse psychosozialer Forschung zur Rehabilitation — Pensionierung, Alkohol, Freizeit, Belastung, Krankheitsverhalten, Depression

H. POHLMEIER

Psychosoziale Forschung zur Rehabilitation beschäftigt sich mit den psychologischen Bedingungen der Wiederherstellung des Kranken und den Voraussetzungen, die dazu in der Gesellschaft geschaffen werden müssen. In dieser Kombination ist solche Forschung nicht nur provokativ und erhebt nicht unentwegt die Forderung nach Veränderung. Sie wird vielmehr auf weite Strecken sich damit bescheiden, Tatbestände aufzuzeigen und in ihrer Gewichtigkeit im Hinblick auf das übergeordnete Ziel zu untersuchen. Dieses besteht nach der ausdrücklichen Verlautbarung des Gesetzgebers und im erklärten Interesse der beauftragten Institutionen in der höchstmöglichen Wirksamkeit aller Maßnahmen zur Rehabilitation. In dieser Zielsetzung begegnen sich Gesetzgeber, durchführende Instanzen und Forschung, in dem diese sich bewußt an dieses Ziel oder diesen Zweck bindet und sich damit als angewandte Wissenschaft versteht, d. h. sich der Tragweite der erarbeiteten Ergebnisse bewußt ist, diese aber zugleich allen Beteiligten bewußt machen muß. So betrachtet ist in jeder Untersuchung dieser Art von Forschung die Aufforderung zum Bedenken von Veränderung enthalten.
Die Abteilung für Medizin-Soziologie und Sozialpsychologie an der Universität Ulm hat seit ihrem Bestehen die Untersuchung von Bedingungen und Voraussetzungen zur Rehabilitation zu einer ihrer Hauptaufgaben gemacht. Darüber ist auf drei Reisensburg-Gesprächen berichtet worden, zuletzt im Herbst 1969. In den eineinhalb Jahren seit dieser letzten Mitteilung ist diese Forschung konsequent weiterbetrieben worden. Dabei haben alte Problemstellungen eine weitere Klärung erfahren, zu einem anderen Teil tauchten neue Fragen auf und wurden bearbeitet.

Pensionierung

Immer wieder bringt der Gesetzgeber zum Ausdruck, daß Rehabilitation vor Rente stehen soll, der Sinn von Rehabilitation ist ja gerade, die vorzeitige Berentung zu vermeiden. Von daher ist eine wichtige Frage, wie zur Rehabilitation kommende Kurpatienten zur Pensionierung stehen, d. h. wie sehr sie Rehabilitation eigentlich wirklich wünschen, wieweit nicht vielmehr ein Rentenbegehren im weitesten Sinne Berücksichtigung finden muß. Zur Erfassung der Einstellung von Kurpatienten zur Pensionierung wurde von BRIGITTE MALZAHN ein Fragebogen entwickelt. Damit wurden 53 männliche Kurpatienten der B. f. A. untersucht. Das durchschnittliche Alter der Gruppe lag bei 44, bei einer Streuung zwischen 24 und 63. In dieser Gruppe wünschten 96 % eine Pensionierung vor dem 65. Lebensjahr. Sie plädierten für eine Herabsetzung der Pensionierungsgrenze, waren allerdings in den Vorstellungen über die Art der Durchführung nicht ganz übereinstimmend. 83 % waren für eine Selbstbestimmung des Pensionierungsalters. Pensionierung überhaupt wurde als positiv empfunden, und zwar bei sechs möglichen Zustimmungen mit einem Mittelwert von 4,5 gegenüber einer negativen Einstellung von 1,5. Die Befunde sind altersunabhängig. Zum Verständnis dieser Einstellung zur Pensionierung ist von Interesse die Einstellung zum Beruf, dessen positive Wertung die negative etwa um das Doppelte übersteigt. Eine starke Beeinträchtigung der Zufriedenheit im Beruf ergibt sich allerdings aus einer Kollision zwischen privaten Interessen und der Möglichkeit, diesen neben der Beanspruchung im Beruf noch nachzugehen. Das wurde von 79 % der Patienten beklagt. Vorstellungen über die Gestaltung der Zeit nach der Pensionierung haben alle Patienten (100 %).

Das Problem der Pensionierung liegt also nicht darin, die Patienten auf Pension durch Empfehlung und Training von Hobbies vorzubereiten, sondern ihr Leben so zu gestalten, daß sie sich nicht schon mit 20 Jahren auf die Pensionierung freuen. Es scheint für die Lebens- und Arbeitsgestaltung von besonderer Bedeutung zu sein, einen Interessenausgleich zwischen privatem und beruflichem Bereich zu ermöglichen – wenn Rehabilitation nicht schon im Ansatz am Unwillen über diese Unvereinbarkeit scheitern soll.

Alkohol

Wesentlich wird das Gelingen von Rehabilitationsmaßnahmen davon abhängen, wieweit die Patienten während der Kur den Sinn der Anwendungen fördern oder durchkreuzen. In diesem Zusammenhang ist das sogenannte Freizeitverhalten während der Kur für uns immer besonderer Gegenstand des Interesses gewesen. Im letzten Jahr hat ANTONS die Rolle des Alkoholkonsums während der Kur untersucht. Er erfragte bei 80 Patienten der Kuranstalten Alpenblick und Malas in Neutrauchburg mit einem vorher ausgetesteten Interviewleitfaden handlungsrelevante Einstellungen zum Alkoholismus. Dabei zeigte sich, daß die Einstellung und konkreter die Neigung zum Alkohol sehr stark abhängig ist von den Geselligkeits- und Beschäftigungsmöglichkeiten in der Umgebung. Die landläufige Annahme, über Alkohol gesellig werden zu können, erweist sich bei Kurpatienten als irrig. Vielmehr erhöht Einsamkeit währen der Kur die Neigung zum Alkohol, der dann wieder allein genossen wird: Er nützt also weder der Kontaktfähigkeit noch unterstützt er sonst die Rehabilitation. Die differenzierte statistische Bearbeitung der Untersuchungsergebnisse wird noch durchgeführt, schon jetzt muß aber die Dringlichkeit nach Überlegungen zur Freizeitgestaltung während der Kur wieder mahnend herausgestellt werden.

Freizeit

ENKE-FERCHLAND hat die Probleme der Freizeitgestaltung, im weiteren Sinne die Gestaltung der Kur überhaupt unter einem anderen Gesichtspunkt untersucht: Sie entwickelte in einem komplizierten Verfahren einen Fragebogen zur Erfassung von Ähnlichkeiten zwischen Berufsverhalten und Kurverhalten. Dabei sollte ein Maß gewonnen werden für den Grad der Initiative-Bereitschaft in der Berufssituation und in der Kur. Die Kenntnis der Beschaffenheit der Initiative-Bereitschaft ist deshalb von besonderer Wichtigkeit, weil sie ein Anzeichen dafür ist, wieweit die Patienten die Rehabilitationsmaßnahmen von sich aus unterstützen können. Daran anzuschließen hätten sich Überlegungen, wie durch bestimmte Gestaltung der Kur diese Initiative-Bereitschaft gefördert werden kann. Die Untersuchung wurde in den Kurkliniken Alpenblick und Mechensee in Neutrauchburg an insgesamt 45 Patienten durchgeführt (15 Männer Mechensee, 15 Männer Alpenblick, 15 Frauen AB). Diesen Patienten wurde der Fragebogen mit 42 Fragen vorgelegt, und zwar durch einen Interviewer, der mit dem Patienten zusammen die Antwort festlegte. Die Auswertung der so erhobenen Befunde ist noch nicht vollständig abgeschlossen, weil unter anderem ein so differenziertes Verfahren wie eine Faktorenanalyse angewandt wurde. Eine Überprüfung dieses Verfahrens und andere Rechnungen stehen noch aus. Deshalb sind die Aussagen vorläufig, die über die Ergebnisse der Untersuchung gemacht werden können. Es lassen sich jedoch Tendenzen beschreiben. Das wichtigste scheint zu sein, daß die Initative-Bereitschaft in der Kur (Sprecherwahl, Mitverwaltung, Kommunikation) einen Zusammenhang hat mit der Zufriedenheit im Beruf (Selbständigkeit bei der Arbeit, Möglichkeiten zur Beschwerde). Zufriedenheit im Beruf scheint die Neigung zur Eigenverantwortung im Gesundheitsverhalten zu erhöhen. Unzufriedenheit im Beruf (Arbeitsdruck, unklare Kompetenzen, Arbeitseinteilung) erhöht hingegen das Interesse an der Mitverwaltung während der Kur. Daraus ergibt sich die besondere Bedeutung dieses Konzepts der Gestaltung von Kuren: Wenn Patienten während der Kur in der Mitverwaltung Initiative trainieren können, werden sie vermutlich diese neu gewonnenen Fähigkeiten am Arbeitsplatz einsetzen und ihre Berufssituation zufriedener gestalten und damit indirekt Prävention treiben. Dabei spielen Vorbildung und Maß der Selbständigkeit am Arbeitsplatz eine besondere Rolle: Geringe Vorbildung und geringe berufliche Selbständigkeit behindern Initiative-Bereitschaft und Eigenverantwortlichkeit. Das zeigt sich daran, daß solche Patienten ein höheres Bedürfnis haben, sich die Freizeit gestalten zu lassen, als sich selbst daran aktiv zu beteiligen. Besonders die letztgenannten Befunde sollten ein Motiv sein, in der Kur Gelegenheit zu geben, die Verantwortlichkeit zu proben.

Belastung

Zufriedenheit im Beruf und Zufriedenheit am Arbeitsplatz haben die verschiedenartigsten Auswirkungen. Gerade konnte das an den Beispielen der Pensionierung und der Initiative-Bereitschaft wieder gezeigt werden. Von daher interessiert die Frage, wovon Zufriedenheit abhängt. SIEGRIST hat Untersuchungen über Belastungen der Arbeitssituation bei Angestellten durchgeführt. Wenn vegetative Fehlsteuerungen (40 %/o der arbeitsunfähig geschriebenen Männer) auch Ausdruck von «nicht-physikochemischer» Belastung (Maschinen, Arbeitsplatz) sind, erscheint es notwendig, Art und Ausmaß von Belastung zu kennen. Dazu ist das subjektive Erleben der Arbeitssituation von Bedeutung, wenn Streßreaktionen als Folge einer Diskrepanz zwischen Anforderung und persönlicher Reaktionsmöglichkeit aufgefaßt werden. Zur Klärung dieser Frage wurden 90 Kurpatienten der B.f.A. untersucht. Die Patienten waren zum größten Teil Männer im Alter zwischen 30 und 55. Sie waren wegen vegetativer Dystonie, Herz- und Kreislaufbeschwerden und nervös bedingter funktioneller Störungen zur Kur geschickt worden. Die Arbeitssituation war gleichmäßig gekennzeichnet durch eine geringe Rolle technischer Mittel zur Durchführung der Arbeit, dagegen große Beeinflußbarkeit und Störbarkeit durch andere Personen und schließlich hohe Beanspruchung durch Gedächtnis- und Konzentrationsleistungen. Die Untersuchung wurde in zwei Phasen durchgeführt: In der ersten Phase wurden 45 Personen nach ihrer Meinung befragt über Zusammenhang zwischen beruflicher Belastung und aktueller gesundheitlicher Störung, über Gründe für die Belastung, über psychische und somatische Folgen der Belastung und über Möglichkeiten der Verringerung der Belastung. Aus den Ergebnissen dieser Befragung wurde ein Interviewleitfaden entwickelt mit skalierten Items. Damit wurden in der zweiten Phase der Untersuchung weitere 45 Personen befragt. An dieser Gruppe sollte geprüft werden, ob Personen, die einen Zusammenhang zwischen Beruf und Krankheit annehmen, die Items anders beantworten als diejenigen, die einen solchen Zusammenhang verneinen. Diese Hypothese hatte sich bestätigt in dem Sinne, daß diejenigen, die den Zusammenhang annehmen, sich in der Berufssituation stärker belastet fühlen. Sie (34, Untersuchungsgruppe) erreichten insgesamt einen Punktwert von 3,6 gegenüber denen, die den Zusammenhang verneinen (11, Kontrollgruppe) mit 4,1. Diese Punktwerte ergeben sich so, daß die einzelnen Items nach einer Skala von 1—5 ein-

gestuft werden, wobei 1 «belastet mich sehr» und 5 «belastet mich gar nicht» bedeutet. Bei der Auswertung der so eingestuften Items (Faktorenanalyse) ergaben sich 6 Komponenten, die von allen als besonders belastend empfunden wurden, wenn auch in verschiedener Stärke. Als besonders belastend wurden genannt:
1. Tempo des Arbeitsablaufs (Rationalisierungsbestrebungen in den Betrieben — obere Grenze der Leistungsfähigkeit — Erschöpfung, Unfähigkeit zur Freizeitgestaltung).
2. Fremdbestimmte Unterbrechungen (Telefonanruf, kurzfristige Aufträge — Konzentrationsstörungen, Gefühl ständiger Bevormundung, Verletzen der Integrität — Niedergeschlagenheit).
3. Mißverhältnis zwischen Fähigkeit und Aufgabe (Überforderung oder Unterforderung — Verletzung des Selbstwertgefühls — Angst vor Versagen).
4. Rollengebundenheit (Schalterbeamte — Normenkonflikte, Unmöglichkeit zur Eigenständigkeit — Schuldgefühle).
5. Mangelnde Arbeitsorganisation (fehlende Planung, unklare Kompetenzen, mangelnde Verläßlichkeit der Planung — Orientierungslosigkeit, Konfusion — Identitätsverlust).
6. Zurechnung fremder Arbeitsergebnisse (Abwälzen von Verantwortung — Prügelknabe — Gefühl der Machtlosigkeit).

Diese Belastungsmomente bekamen in der Befragung mit einer niedrigen Punktzahl eine hohe Gewichtigkeit. Damit läßt sich abschätzen, was die Kurpatienten subjektiv als Belastung empfinden, wodurch sie selbst ihre Zufriedenheit und Fähigkeit zu ausgleichender Freizeitgestaltung eingeschränkt sehen. Erst im Zusammenhang mit diesen subjektiven Daten werden die traditionellen klinischen Daten (z. B. Nikotin) und die aus dem Arbeitsbereich (z. B. Lärm, Luft) ihre volle Aussagekraft über Belastung bekommen können. Von den daraus zu ziehenden und gezogenen Konsequenzen für die Gestaltung der Arbeitssituation hängt viel von dem Gelingen der Rehabilitation ab, die ja nicht nur Anpassung fördern kann und soll, sondern sich schließlich in der Prävention selbst aufheben.

Krankheitsverhalten

Diese Untersuchungen stehen im größeren Rahmen von Forschungen über schichtspezifische Variationen des Krankheitsverhaltens, über die SIEGRIST bereits publiziert hat. Es muß hier weitgehend auf diese Veröffentlichungen verwiesen werden, lediglich die Problemstellung und die Richtung ihrer Lösung lassen sich hier noch darstellen: Mit Krankheitsverhalten ist hier gemeint Einstellung zum Apparat der Medizin (1), Informationsstand über Medizin (2), Einstellung zur Krankheitssymptomatik (3) und Einstellung zur Prävention (4). Mit Schicht ist an der alten

Unterteilung in Grundschicht, Mittelschicht und Oberschicht festgehalten und eine soziale Gruppierung gemeint, die nicht nach Einkommen (soziale Klasse) trennt, sondern nach Ausbildung und beruflicher Stellung. Die Hypothese der Untersuchung war, daß Angehörige der Grundschicht mehr Distanz zur Medizin haben, wenig über Medizin informiert sind, Krankheit nicht so wichtig nehmen und eine stärkere Abneigung gegen Prävention haben als die Mittelschicht. Außerdem wurde die Zusatzhypothese aufgestellt, daß die Mittelschicht eine große Zukunftsorientierung hat, die mit Präventionsfreundlichkeit und Symptomaufmerksamkeit positiv korreliert im Gegensatz zur Grundschicht mit fehlender Zukunftsorientierung, die hoch korreliert mit negativer Einstellung zur Prävention und Gleichgültigkeit zu Krankheit. Diese Hypothesen wurden mittels eines strukturierten Interviewleitfadens von 41 Fragen und entsprechender statistischer Auswertung überprüft und bestätigt. Die Probanden waren 39 Patienten einer Kurklinik der B. f. A. und 39 Patienten einer Kurklinik der LVA Württemberg. Dabei zeigte sich als interessanter Nebenbefund, daß die Unterteilung in Arbeiter und Angestellte nicht ganz deckungsgleich der in Grundschicht und Mittelschicht ist (KRAMER u. SIEGRIST). Die Bedeutung der Untersuchung leuchtet unmittelbar ein: Gleichgültige Einstellung zur Krankheit macht Rehabilitation fast unmöglich. Daß diese Einstellung in der Grundschicht so stark ist, stimmt besorgt und stört die Beruhigung, daß unsere fortschrittlichen Sozialleistungen im Krankheitsfall (Krankenversicherung, Rentenversicherung, Lohnfortzahlung) schon eine genügend wirksame Gesundheitsfürsorge seien. Die gefundene unterschiedliche Zukunftsorientierung, von der Einstellung zur Krankheit und Gesundheit so stark abhängt, zwingt zu Überlegungen, wie diese Zukunftsorientierung gefördert werden kann: Hat der Erziehungsstil in der Mittelschicht das Kind besser auf das Erreichen langfristiger Ziele vorbereitet und es veranlaßt, sich mit der Zukunft, mit Abstraktionen über die Welt zu befassen (SIEGRIST, J: Das Consensusmodell), taucht die Frage auf, wieweit beim Patienten hier Versäumtes nachgeholt werden kann — offene Fragen der Erwachsenenbildung, der Gesundheitserziehung und schließlich der Erziehung überhaupt.

Depression

Der Selbstmord droht zu einem Problem der Massen zu werden (MASARYK), wie es Alkohol und Rauschgift sind, mit dem einen Unterschied, daß deren Stellung im Rahmen menschlicher Problemlösungsversuche inzwischen besser bekannt ist. In Deutschland sterben in einem Jahr etwa 10 000 Menschen an Selbstmord, auf der Welt etwa 1 000 täglich (POHLMEIER). Etwa 15 000 Menschen sterben in Deutschland jährlich im Straßenverkehr. Nachdem der Tod mit dem Auto längst als sinnloses Massensterben in unser Bewußtsein gerückt ist, löst sich der Selbstmord erst allmählich aus der Verstrickung vielfältig determinierter Tabuierung. Die Zahlen sprechen aber eine auf die Dauer unüberhörbare Sprache. Nachdem Selbstmord ohne *Depression* nicht gedacht werden kann, d. h. bei jedem Selbstmord und bei jedem Selbstmordversuch eine irgendwie geartete Form der Depression die ursächliche Rolle spielt, rückt Depressionsforschung zur Bewältigung des Selbstmordproblems in den Mittelpunkt des wissenschaftlichen und öffentlichen Interesses. In 67% aller Selbstmordhandlungen ist in einer Untersuchung an der Baseler Psychiatrischen Klinik eine Depression nachgewiesen worden (PÖLDINGER), wenn es erlaubt ist, Suchtkranke in die Gruppe der Depressiven einzubeziehen. Weitere Untersuchungen würden bei Anwendung genügend differenzierter Methoden wahrscheinlich noch viel höhere Prozentsätze des Vorhandenseins einer Depression bei Selbstmordhandlungen ergeben.

Wir haben aus diesem aktuellen Anlaß, unter anderem dem Beispiel Englands folgend (RAWNSLEY), im Rahmen unserer Untersuchungen der psychosozialen Bedingungen für die Rehabilitation ein umfangreiches, auf einen Zeitraum von mehreren Jahren sich erstreckendes Depressionsforschungsprogramm entwickelt. Die aus anderen Erfahrungen gut begründete Überlegung dabei war, daß gewußt werden muß, welche Rolle Depression bei den zu rehabilitierenden Personen spielt, d. h. konkreter ausgedrückt, in welchem Ausmaß Depression Rehabilitationsmaßnahmen notwendig gemacht hat, wie diese sich unter Umständen danach zu gestalten haben und schließlich, wie besser vorgebeugt als geheilt werden kann. Zu diesem Zweck ist eine Testbatterie zusammengestellt worden, die Depressionen parallel zu Beschwerdeprofilen, den Persönlichkeitsmerkmalen Extraversion und Neurotizismus und einer bestimmten Form der Depression, nämlich der sogenannten endogenen Depression zu erfassen und in Beziehung zu setzen gestattet. Dabei wurden zur Erfassung der Beschwerden die im Arbeitskreis für psychotherapeutische Dokumentation erprobte Beschwerdeliste benützt, für Extraversion und Neurotizismus der seit etwa zwei Jahrzehnten bewährte Persönlichkeitstest von BRENGELMANN. Die Depression wird seit langem durch die sogenannte BECK-Skala dokumentiert. Sie hat in sehr vielen Untersuchungen Anwendung und internationale Anerkennung gefunden. Dieser Selbstbeurteilungsfragebogen erfaßt aber nur sehr schwere Depressionen und ist auch vorwiegend nur zu Untersuchungen im Zusammenhang mit der endogenen Depression benutzt worden, die nur einen Teil der vorkommenden Depressionen ausmacht: In der Gesamtbevölkerung werden davon etwa 1% betroffen, im Kontext aller Erscheinungsformen der Depression ist ihr Anteil wahrscheinlich mit $1/5$ bis $1/7$ zutreffend angegeben (PÖLDINGER). Aus diesem Grunde haben wir einen eigenen Fragebogen entwickelt, der auch leichtere Depressionen erfaßt. Aufbau und Analyse dieses Tests ist hier nicht darzustellen, es muß aber wieder darauf hingewiesen werden, daß die Entwicklung solcher Verfahren Zeit braucht und sehr sorgfältige Überlegungen notwendig macht, wenn damit verwertbare Ergebnisse gewonnen werden sollen. Forschungsbeihilfe kann nicht darin bestehen, kurzfristig Antworten auf bestimmte Fragen zu erhalten, sondern wird in sehr hohem Maße Differenzierung wissenschaftlicher Methoden fördern müssen, deren Wert nicht sofort unmittelbar einleuchtend ist, sondern sich erst später ausweisen kann.

Mit diesem Instrument wurden im Rahmen unseres Depressionsforschungsprojektes in den Fürstlich Walburg-Zeil'schen Krankenanstalten 179 Patienten untersucht. Es handelte sich um 91 Patienten aus der Kuranstalt Schwabenland (SL) — 51 Männer, 40 Frauen — und 88 Patienten aus der Kuranstalt Alpenblick (AB) — 43 Männer, 45 Frauen. Das Durchschnittsalter der Patienten von SL betrug 45,5, das von AB 35,1. Der Depressionswert nach der von uns entwickelten Skala betrug bei der Gruppe von SL 11, bei der von AB 16,7. Die Männer von SL hatten 8,9, die Frauen 13,1. Die Männer von AB hatten 15,7, die Frauen 17,6. Der Depressionswert nach dieser Skala in der Normalbevölkerung ist noch nicht bekannt. Die sogenannten normalen Kontrollgruppen können für diese nicht als repräsentativ gelten. Die Vergleichsuntersuchungen damit ergaben aber, daß bei Fehlen von Depressionen der Punktwert bei 8,5 und darunter liegt, der schwerste Grad von Depression 40 Punkte hat und endogen depressive Patienten etwa 28,5 Punkte. Die gefundenen Durchschnittswerte (in der Gruppenuntersuchung in SL, an der 24 Frauen teilnahmen, war der Wert mit 14,6 auch deutlich erhöht) in den untersuchten Gruppen bedeuten also eine stärkere Ausprägung von Depressivität gegenüber gedachten Gruppen ohne Depression. Auch die BECK-Werte waren erhöht, und zwar SL total 9,8, Frauen 11,3, Männer 8,2 und AB total 12,6, Frauen 13,4, Männer 11,8 (normale BECK-Werte: unter 10,9 keine, bis 18,7 milde, bis 25,4 mäßige und bis 30 schwere Depression).

Wahrscheinlich sind die Werte auf ein gehäuftes Vorkommen von Depressionen zurückzuführen. Es muß aber noch überprüft werden, ob einzelne Patienten mit sehr hohem Depressionswert dieses Ergebnis erklären oder allgemein der Depressionswert aller Personen dieser Gruppen erhöht ist. Wahrscheinlich ist letzteres der Fall (1). Weiter ist zu prüfen, was Depression hier bedeutet, ob sie nicht ein anderer Ausdruck für das ist, was man sonst Neurose nennt. Nachdem das, was als Neurose in Skalen auch in unserer Untersuchung gemessen wird, ein Maß der Anpassung an bestimmte Anforderungen der Alltagswelt und damit sehr unbestimmt ist, wird mit der Erfassung von Depressivität wahrscheinlich ein wesentlicher Inhalt der Erlebens- und Verhaltensstörung erfaßt (2). Die sorgfältigste Überprüfung wird aber die Frage finden müssen, unter welchen internistischen Diagnosen, unter welchen internistischen Beschwerden und unter welchen internistischen Befunden sich die Depression verbirgt (3). Die Bearbeitung dieser Fragen erfordert komplizierte Rechnungen und Korrelationen, die zur Zeit durchgeführt werden und über die später erst zu berichten ist. Daneben wird auch noch das Zustandekommen der Befunde überprüft, wieweit diese abhängig sind von dem unterschiedlichen Patientengut der Kliniken, den unterschiedlichen Methoden der Durchführung von Heilmaßnahmen und — wie eben schon mit dem Hinweis auf die verschiedenen Verfahren in SL erwähnt — von der unterschiedlichen Art der Erhebung durch verschiedene Ärzte oder in Gruppen (4).

Damit ist hoffentlich deutlich gemacht, daß Depressionsforschung ein zentrales Anliegen aller Rehabilitationsbemühungen ist. Die Kenntnis von Art und Ausmaß der Depression unserer Patienten entscheidet darüber, wie unsere Heilmaßnahmen zu gestalten sind und wie erfolgreich sie sein können. Es taucht die Frage auf, wie antidepressiv eine Kur sein muß, um Rehabilitation zu erreichen. Hierzu sind weitere Untersuchungen an den verschiedenartigsten Patientengruppen in großer Zahl notwendig, vor allem aber auch an repräsentativen Stichproben in der Normalbevölkerung. So erscheint Depressionsforschung als eine dringende Notwendigkeit zur Ermöglichung von Rehabilitation überhaupt. Sie ist darüber hinaus nicht nur die aussichtsreichste Form der Selbstmordverhütung, die eine gesellschaftspolitische Forderung geworden ist, sondern in ihren Ergebnissen und Konsequenzen schafft sie die Grundlagen für Prävention und Gesundheitsfürsorge im weitesten Sinne. Zu dieser hat der Gesetzgeber nicht nur einen Auftrag gegeben, sondern darin wird der Arzt eine seiner ursprünglichsten Pflichten wiedererkennen.

Mit diesen Ausführungen ist wohl ein Einblick gegeben in die vielfältigen Fragen, welche die Abteilung beschäftigen. Psychosoziale Forschung umfaßt alles, was mit Menschen sein kann, die zur Rehabilitation kommen, und die Erkenntnis über diesen Menschen kann nie weit genug vertieft werden. Psychosoziale Forschung zur Rehabilitation umfaßt aber auch sehr konkrete Probleme, die an den Kliniken aktuell sind, an denen Rehabilitationsmaßnahmen nach unserem heutigen Wissensstand durchgeführt werden.

Literatur im Anhang

IV. Folgerungen

Chancen des Kurwesens

H. Enke

Es fiel mir als einem der beiden Herausgeber die Aufgabe zu, einige abschließende Gedanken zu formulieren. Dabei ist es mir unmöglich, die Kenntnis von Ergebnissen einer umfassenden Befragung des Kur-Personals (Ärzte, Schwestern, Masseure) zu verleugnen. Diese Befragung wurde in breit angelegten Feldstudien innerhalb verschiedener Kurkliniken und Kuranstalten (der LVA Württemberg) von Mitarbeitern der Abteilung für Medizin-Soziologie und Sozialpsychologie der Universität Ulm durchgeführt. Die Arbeit ist noch nicht voll abgeschlossen und soll später gesondert veröffentlicht werden.

Wenn wir zum wiederholten Male den Versuch unternehmen, das, was *Sozialmedizin* ist, zu orten, so ist zunächst folgendes lapidar festzustellen: Sofern Sozial-Medizin *Medizin* ist, hat sie teil an der Identität *aller* Medizin: Diese Identität besteht ja ‹nur› im allerletzten (wenn auch entscheidenden) Endglied eines komplexen Systems von Handlungsvollzügen (Forschung, Diagnostik usw.), nämlich der Bewirkung von Gesunderhaltung und Gesundung des einzelnen Menschen. Innerhalb des diesem ‹Handlungs-Endglied› vorgängigen komplexen Handlungssystems haben die einzelnen medizinischen Disziplinen ihre in aller Regel unscharf abgegrenzten (Beispiel: Große versus Kleine Chirurgie) Domänen. Die Domäne der Sozial-Medizin sind die *gesellschaftlichen Faktoren*, die auf Gesundheit, Krankheit und Gesundung einwirken. Dabei unterscheidet sich Sozial-Medizin von ‹sozio-medizinischen Maßnahmen› (Sozio-Diagnostik, Sozio-Therapie) (Beispiel: Gruppen-Psychotherapie) dadurch, daß es sich im Aufgabenbereich der Sozial-Medizin immer um die Ergründung und Berücksichtigung von gesellschaftlichen «Life-Situationen» handelt. Zu diesen wird man füglich auch die gewordenen, tradierten und gewonnenen Gesellungsstrukturen, speziell die «sozialen Institutionen» zu rechnen haben. Wenn innerhalb der ‹klassischen› Medizin ein Funktionssystem (etwa das Herz-Kreislauf-System) als gestört und lebensmindernd, d. h. als Krankheits-Risiko oder auch krankheitsbedingend erkannt ist, so setzt man alles daran, dieses gestörte System zu *ändern*. Eine sozial-medizinische kausale Therapeutik kann unter dem klassischen (und deshalb ‹konservativen›)

Verdikt des «Salus aegroti suprema lex» nicht anders verfahren, wenn sie die (potentielle) Pathogenität von gesellschaftlichen Strukturen erkannt hat. Unweigerlich gerät die Sozial-Medizin in eine Zwei-Fronten-Situation: Nach der einen Seite hin muß sie gesellschaftliche Veränderungen bewirken, nach der anderen Seite hin muß sie sich mit jenen auseinandersetzen, die gesellschaftliche Veränderungen um der Veränderung willen erstreben.

Die stationären Heilmaßnahmen der gesetzlichen Rentenversicherungsträger, von denen dieses Buch handelt, stellen, wie KULPE mit Recht vermerkt hat, eine Bewährungs-«Front» der Sozial-Medizin dar. GERCKE u. a. wurden nicht müde, den Auftrag des Gesetzgebers auch zum erklärten Ziel der Rehabilitationsmaßnahmen zu machen: Die Erhaltung oder Wiederherstellung der Erwerbsfähigkeit. Wenn dieses Ziel genannt wird, so pflegt die Idee der Rehabilitation mit der fixierten Ideologie der kurativen Medizin in Konflikt zu kommen. Erhaltung und Wiederherstellung von Erwerbsfähigkeit, so wird dann argumentiert, seien ‹unärztliche› Ziele. — In diesem Zusammenhang sei zunächst an die Nähe von kausaler Psychotherapie (Psychoanalyse) und Rehabilitation erinnert, im besonderen an die berühmte Antwort Sigmund FREUDS auf die Frage, was das Ziel der Therapie sei, was der gesunde Mensch können müsse: *«Lieben und arbeiten»*. FREUD hat ganz bestimmt *nicht* gemeint, es könne jemand arbeiten, ohne zu lieben, oder auch, es könne jemand lieben, ohne arbeiten zu können. In der Tat ist das Ziel der Rehabilitationsmaßnahmen, die «Erwerbsfähigkeit», eingebettet in und angewiesen auf jenes ‹Wohlbefinden›, von dem die Gesundheits-Definition der WHO spricht, und es ist also «*mehr* als bloßes Freisein von Krankheiten und Gebrechen». Der gesetzliche Auftrag ist folglich — richtig verstanden — außerordentlich anspruchsvoll. Er stößt sich aber, wie gesagt, an den Barrieren der kurativen Ideologie — *auch in den Kurkliniken und Kuranstalten:* Als Kur-Ziel wird dieser Auftrag nur von einer Minderheit des medizinischen Personals der Kur-Kliniken und Kur-Anstalten akklamiert! Eng hiermit dürfte zusammenhängen, daß Ärzte und Schwestern (im Gegensatz zu den Masseuren) die psycho-sozialen Krankheitsbedingungen (die sozial-medizinischen Krankheitsursachen also) einschließlich der ‹Belastungen am Arbeitsplatz› deutlich unterbewerten.

Es steht für jeden Einsichtigen außer Frage, daß die stationären Heilmaßnahmen der Rentenversicherungsträger nur der realisierbare (und realisierte!) Anfang eines umfassenden Präventions- und Rehabilitations-Systems sind. Sie sind *dann* eine ‹Bewährungs-Front› der sozial-medizinischen Rehabilitation überhaupt, wenn es in ihnen gelingt, das *Spezifische* der Sozial-Medizin und das *Spezifische* der Rehabilitation den Ausschlag geben zu lassen für alles, was während der stationären Heilmaßnahme geschieht.

In einem sehr allgemeinen Sinn haben (oder hätten?) die stationären Heilmaßnahmen der Rentenversicherungsträger nämlich ein wertvolles Innovations-Potential. Das kleine Beispiel vom Konflikt zwischen Rehabilitations-Ziel und kurativer Ideologie ist in einen bekannten Tatbestand eingebettet: Geortet vom ideologisch geschlossenen System-Block der (immer noch kurativen) Medizin aus haben die Rentenversicherungen, hat das System der sozialen Sicherheit überhaupt immer noch eine ‹marginale Position›. Bis heute gehört es zum ‹guten Ton› unter den Ärzten, mit Krankenkassen, Renten- und Unfallversicherungen zu ‹fremdeln›. Das ist kein Zufall, daß der Arzt in seinem Studium in die für ihn später so entscheidende Funktion als Glied des Systems der sozialen Sicherheit bisher überhaupt *nicht* obligatorisch eingeführt wurde. Es ist auch kennzeichnend, daß eine charakteristische ärztliche Assoziationskette von der Sozialversicherung zur ‹Sozialisierung› zu verlaufen pflegt. — Veränderungen, Verbesserungen, Innovationen also sind ganz grundsätzlich von einer marginalen Position aus leichter und besser in Gang zu bringen als von einer zentralen Position aus. Es war sozialgeschichtlich ganz gewiß konsequent, daß die (marginalen) Rentenversicherungen die (neue) Aufgabe der Rehabilitation zugewiesen bekamen und mit ihren spezifischen Mitteln in Angriff zu nehmen begannen. Schließlich war es das allgemeine Innovations-Potential der Rentenversicherungsträger, das der *sozial-medizinischen Forschung* die Tore der Kur-Kliniken und Kur-Anstalten öffnete. Eines muß gerechterweise klar gesagt werden: Die gleichen intensiven und extensiven Erhebungen und Befragungen, wie wir sie in Kur-Kliniken und Kur-Anstalten durchführen konnten, sind in einem «normalen» (= zentrale Position) Krankenhaus ganz gewiß nicht in dieser Form unternehmbar. Auch würden ‹normale› Krankenhausträger sie in der Regel in der von uns eingesetzten Art und Weise nicht gestatten.

Jede marginale Position (am Rande eines ideologisch geschlossenen Sozial-Systems oder einer sozialen Subkultur) birgt aber auch spezifische Gefahren, insbesondere die Gefahr, durch Imitation von deren Eigenschaften in Konkurrenz zu treten. Diese Gefahr ist zumal dann gebahnt, wenn für das *Neue*, das von der marginalen Position aus bezielt wird, *keine Vorbilder* vorzufinden sind: Beginnen wir beim «Klienten» und nennen wir ihn «Rehabilitand». Für den Rehabilitanden, den «Kurgast», gibt es kein soziales Rollen-Vorbild. Er hat kaum mehr etwas gemein mit dem (reichen) Bade-Gast der Jahrhundertwende. Aber auch fast sämtliche Rollen-Merkmale des «Patienten» treffen für den Rehabilitanden nicht zu. Er ist sehr oft noch nicht einmal «krank»-geschrieben, er kann — im Falle von FRÜH-Heilmaßnahmen — keine «handfeste Diagnose» haben, er ist in der Regel *nicht* bettlägerig. Entscheidend ist nicht, wie in der Patienten-Rolle, die ‹Demissionierung› von den sozialen und beruflichen Aufgaben, sondern die Re-Missionierung (Rehabilitation) für die sozialen und beruflichen Aufgaben. — Es muß also für

den Rehabilitanden eine rundum *neue* soziale Rolle aufgebaut werden, denn es liegt auf der Hand, daß sowohl eine Orientierung am bekannten Rollen-Vorbild des ‹Patienten› wie etwa auch an dem ebenso bekannten Rollen-Vorbild des ‹Urlaubers› *rehabilitationshinderlich* sein muß.
Überall dort, wo Maßnahmen innerhalb der Kuranstalten auf Rollenmerkmale von ‹Patienten› abgestellt sind, wird u. E. das Spezifische der Rehabilitation verfehlt.

Eine Ausnahme bilden zweifellos die wenigen hochspezialisierten internistischen Kur-Kliniken. Hier sind die Rentenversicherungsträger verdienstvollerweise in eine bestehende Lücke eingesprungen. Diese hochspezialisierten Kliniken sind aber nicht die Standard-Stätten der Rehabilitation.

Eine ‹ideale› Rehabilitation ist immer zugleich auch Prävention: Immer bedeutsamer wird die Beeinflussung des Krankheits- bzw. Gesundheits-*Verhaltens*. An dieser Stelle sieht sich die Rehabilitation mit der gesamten Problematik unseres heutigen Wissens von der menschlichen Persönlichkeit konfrontiert.
Die alte Vorstellung, derzufolge es anlagebedingte «Konstanten» und umweltbedingte «Variablen» der Persönlichkeit gäbe, hat keinerlei Gültigkeit mehr. Unter der erdrückenden Beweislast zahlreicher Befunde (die im einzelnen zu referieren hier zu weit führen würde) müssen wir heute davon ausgehen, daß es endogene Konstanten (Erbfaktoren), endogene Variablen (Prägungsfaktoren), soziogene Konstanten (soziale Fixierungen) und soziogene Variablen (Erlebniseinwirkungen) gibt. Verhaltens-Änderung, z. B. zum Zwecke der Erziehung eines optimalen Gesundheits-Verhaltens, setzt fast immer die Beeinflussung soziogener Persönlichkeits-Konstanten voraus. Das zwingt nicht nur zur Beeinflussung der sogenannten «Tiefen» der Persönlichkeit, sondern vor allem auch zur Beeinflussung der Sozialstrukturen, die den einzelnen in sozialen Rollen fixieren und im Verhalten prägen. Infolgedessen wird die Rehabilitation Arbeitsansätze der Sozialpsychiatrie, der Initiativ-Gruppen-Arbeit (H. E. RICHTER) und der Arbeitspsychologie mit einzubeziehen haben. Soweit es sich bei den Rehabilitationsmaßnahmen um die (nochmals: heutzutage in der Tat realisierbaren!) *stationären* Rehabilitationsmaßnahmen handelt, werden die Simulation sozialer Realverhältnisse während der stationären Heilmaßnahme und das vorgehende und nachgehende Einbeziehen der sozialen Realitäten und gegebenenfalls deren Veränderung (!) rehabilitations-*spezifische* Aufgaben sein.
Rehabilitation kann also nicht in einem «isolierten Schutzraum» stattfinden, wie ihn z. B. das herkömmliche Krankenhaus – das übrigens gerade deshalb sich heute in einer Krise befindet – darstellt. Als wir im Jahre 1968, ausgestattet mit den Erfahrungen einer soziotherapeutischen Umstrukturierung einer psychotherapeu-

tischen Klinik — mit den Kurforschungen begannen, hatten wir eine Vermutung, die durch wirklich *alle* unsere Untersuchungen inzwischen zwingend bestätigt wurde und die sich auf eine einfache Formel bringen läßt: *Das Kurwesen krankt am Krankenhaus!* — Schwestern und Ärzte wurden im Krankenhaus geschult; sie lernten kein anderes Therapiesystem kennen. Es wäre jetzt das zu wiederholen, was ich oben über die «kurative Ideologie» ausführte. Es ist aber noch etwas hinzuzufügen: Wenn, zumindest in wesentlichen Teilen, die Rehabilitation eine *ärztliche* Aufgabe ist, so darf dies nicht dazu führen, daß die Rehabilitation sich nach dem bisherigen ärztlichen Selbstverständnis richtet. Die Rehabilitation muß vielmehr ihrerseits das ärztliche Selbstverständnis entsprechend erweitern — und das heißt auch wieder: verändern. Zum ärztlichen Selbstverständnis gehört beispielsweise die Hochschätzung der *«Diagnose»*. («Vor die Therapie setzten die *Götter* die Diagnose.» VOLHARD.) Auch für die in den Kuranstalten tätigen Ärzte (und Schwestern) gilt noch als höchstes Ziel der Bemühungen die «exakte Diagnose». Die Entwicklung der stationären Rehabilitationsmaßnahmen wird im Rahmen der Präventivmedizin ganz gewiß dazu führen, daß vor oder während des stationären Aufenthaltes eine sehr gründliche, umfassende Untersuchung des einzelnen, ein sogenanntes «check up», stattfinden wird. Aber genau dieses «check up» führt eben *nicht* zu *einer* Diagnose, sondern es führt zu einem allgemeinen Status, in dem gleichermaßen eine Anzahl von Risiko-Faktoren, Bagatell-Krankheiten und vielleicht auch schwerere Krankheiten vermerkt werden. Die präventiven Rehabilitationsmaßnahmen werden von den *Risiko-Faktoren* ausgehen, deren Konstatierung *vor* einer Diagnose erfolgt. Diagnose bedeutet innerhalb des Systems der kurativen Ideologie nur allzuoft eine Konvention zwischen Ratsuchendem und Ratgebenden, durch die ein System organisiert wird: Durch die Benennung einer Krankheit (wie gefährlich bei funktionellen Störungen!) wird der Ratgebende zum Arzt (im engen Sinne), der Ratsuchende zum Patienten «organisiert».

Die Chancen des Rehabilitations-Wesens hängen davon ab, ob es gelingt, aus dem allgemeinen Innovations-Potential heraus die Kraft zu speziellen Innovationen zu mobilisieren.

Die Forschung sollte hierfür eine Hilfestellung geben. Alle empirischen Erhebungen, die andere und wir, gefördert durch die gesetzlichen Rentenversicherungsträger, durchführten, firmieren als «Zweck-Forschung»: Sie sollen eine unmittelbare Optimierung der Heilmaßnahmen bewirken. — Das allerdings ist leichter beschlossen als getan. Ich habe an anderer Stelle darauf hingewiesen, daß im Gesamtbereich der sozialmedizinischen Forschung ein wichtiger und notwendiger Forschungsbezirk bis heute vollkommen fehlt. Ich nannte diesen Forschungsbezirk «Umsetzungs-Forschung». Es würde darum gehen, spezielle Forschungsansätze (etwa orientiert an einem «Markt-Modell») zu entwickeln, die es erlauben, mit wissenschaftlicher Observanz die *Zugänge* für notwendige Veränderungen und die Zugangswege zu benennen und zu erschließen. Das ist natürlich identisch mit einer Wissenschaftshilfe für Gesundheits-Politik. Wir können z. B. fragen, an welcher Stelle das Sozialsystem Kuranstalt realitiv vorbild-frei ist, an welcher Stelle also der im Ansatz *neue* Rehabilitations-Präventions-Gedanke am wenigsten durch kurative Vorprägungen blockiert ist. Wir wissen, daß die geringste Vorprägung die Gruppe der Masseure (und Krankengymnastinnen und Bademeister) hat. Die professionelle Gruppe könnte für rehabilitationsadäquate Innovationsaktivitäten eine Schlüsselfunktion bekommen. Sie müßte allerdings in ihrem Sozial-Prestige innerhalb des Rehabilitations-Systems zunächst entschieden aufgewertet werden. Ebenso wie das allgemeine Innovations-Potential der Rentenversicherungsträger das Ergebnis eines sozialen Schicksals ist, so ist auch das mutmaßliche spezielle Innovations-Potential der Gruppe der Masseure Folge eines sozialen Schicksals und nicht etwa ein primäres Verdienst dieser Gruppe. Masseure sind weit weniger im Krankenhaus groß geworden als Ärzte und Schwestern. Ihre Tätigkeit war und ist nicht fixiert an das Organisationssystem Arzt–Patient–Diagnose–Krankheit.

Die Chancen des Kurwesens hängen mit davon ab, daß gesonderte und spezielle Studiengänge für die in der Rehabilitation tätigen Ärzte, Schwestern und Masseure eingerichtet werden. Diese Studiengänge sollen aber nicht nur spezielles *Wissen* vermitteln, sie müßten dazu führen, daß die in Prävention und Rehabilitation Tätigen eine «stolze» Rehabilitations-Identität bekommen. Nur wenn sie sich als Fachleute ersten Ranges selbst erleben können, werden sie die Kraft haben, sich von blockierenden, sichernden und gewohnte Privilegien erhaltenden Vorbildern zu lösen. Da sich soziale Rollen in ständiger Wechselwirkung zu konstituieren pflegen, ergibt sich von hier aus auch die Chance, die soziale Rolle des Partners, des Rehabilitanden, zu formen.

V. Anhang

Autorenverzeichnis (Anschriften s. Teilnehmerliste)

W. *Ahlbrecht*, Neutrauchburg/Isny
V. *Antons-Brandi*, Schloß Reisensburg
M. *Bauer*, Hannover
H. *Enke*, Schloß Reisensburg
E. *Enke-Ferchland*, Schloß Reisensburg
W. *Gercke*, Stuttgart
R. *Göllner*, Stuttgart
M. J. *Halhuber*, Bernried/Obb.
A. *Kramer*, Freiburg
Ch. *Mäurer*, Berlin
B. *Malzahn*, Schloß Reisensburg
C. *Menschig*, Berlin
H. *Pohlmeier*, Schloß Reisensburg
M. *Richartz*, Hannover
D. *Schmädel*, Schloß Reisensburg
J. *Siegrist*, Freiburg
V. *Tobiasch*, Neutrauchburg/Isny
J. v. *Troschke*, Schloß Reisensburg
W. *Widok*, Stuttgart

Liste der eingeladenen Teilnehmer zum 4. Reisensburg-Gespräch am 18./19. Juni 1971 auf Schloß Reisensburg

Adam, L., Dr. med.: Chefarzt der Kurklinik Idar-Oberstein
   6580 Idar-Oberstein, Göttschied R 18
Ahlbrecht, W., Dr. med.: Fürstlich Waldburg-Zeil'sche Krankenanstalten, Chefarzt der Kuranstalt Alpenblick
   7972 Neutrauchburg/Isny
Albrecht H.-J., Dr. med.: Fürstlich Waldburg Zeil'sche Krankenanstalten, Chefarzt der Rheuma-Klinik Oberammergau/Obb.

148 Anhang

Antons, K., Dr. phil. Dipl.-Psych.: Abteilung für Medizin-Soziologie und Sozialpsychologie der Universität Ulm (MNH)
8871 Schloß Reisensburg

Antons-Brandi, Vera, Dr. phil. Dipl.-Psych.: Abteilung für Medizin-Soziologie und Sozialpsychologie der Universität Ulm (MNH)
8871 Schloß Reisensburg

Arnold, W., PD Dr. med.: Fürstlich Waldburg-Zeil'sche Krankenanstalten, Chefarzt der Rheumaklinik
7954 Bad Wurzach

Autenrieth, H., Dr. jur.: Ministerialdirigent a. D.
7000 Stuttgart-W, Gaußstraße 82 B

Baitsch, H., Prof. Dr. med. Dr. phil.: Rektor der Universität Ulm
7900 Ulm, Grüner Hof 5 c

Bauer, M., Dr. med.: Psychiatrische Klinik der Medizinischen Hochschule Hannover
3000 Hannover, Königstraße 6

Beese, F., Dr. med.: Ärztl. Direktor der Psychotherapeutischen Klinik
7000 Stuttgart 70 (Sonnenberg), Christian-Belser-Straße 81

Böhlau, V., Prof. Dr. med.: Leitender Arzt des Taunus-Sanatoriums
6232 Bad Soden, Rossertstraße 11

Bohnhoff, L., Dr. med.: Fürstlich Waldburg-Zeil'sche Krankenanstalten, Assistenzarzt der Kuranstalt Schwabenland
7972 Neutrauchburg/Isny

Bryxi, V., Dr. med.: Fürstlich Waldburg-Zeil'sche Krankenanstalten, Oberarzt der Kuranstalt Schwabenland
7972 Neutrauchburg/Isny

Delius, L., Prof. Dr. med.: Direktor des Gollwitzer-Meier-Institutes, Universität Münster
4970 Bad Oeynhausen, Herforder Straße

Dietrich, H., Dr. med.: Leitender Arzt des Staatl. Kursanatoriums und des Medizinischen Instituts des Staatsbades Bad Schwalbach
6208 Bad Schwalbach, Am Groberg 3

Doerbeck, F., Dr. med.: Fürstlich Waldburg-Zeil'sche Krankenanstalten, Assistenzarzt der Kuranstalt Schwabenland
7972 Neutrauchburg/Isny

Enke, H., Prof. Dr. med. Dipl.-Psych.: Leiter der Abteilung für Medizin-Soziologie und Sozialpsychologie der Universität Ulm (MNH)
8871 Schloß Reisensburg

Enke-Ferchland, Editha, Dr. phil. Dipl.-Psych.: Abteilung für Medizin-Soziologie und Sozialpsychologie der Universität Ulm (MNH)
8871 Schloß Reisensburg

Esche, G., Dr. med.: Oberregierungsmedizinaldirektor, Leitender Arzt des Landesversorgungsamtes Baden-Württemberg
7000 Stuttgart-W, Rosenbergstraße 122

Fliedner, Th. M., Prof. Dr. med.: Leiter der Abteilung für Klinische Physiologie der Universität Ulm (MNH)
7900 Ulm, Parkstraße 10/11

Forschbach, G., Dr. med.: Chefarzt des Sanatoriums Überruh
7973 Großholzleute/Isny

Gercke, W., Prof. Dr. med.: Direktor und Mitglied der Geschäftsführung der Landesversicherungsanstalt Württemberg
7000 Stuttgart-W, Rotebühlstraße 133

Geyer, O., Dr. med.: Fürstlich Waldburg-Zeil'sche Krankenanstalten, Oberarzt der Kuranstalt Schwabenland
7972 Neutrauchburg/Isny

Göllner, R., Dr. phil.: Forschungsstelle für Psychotherapie des Vereins «Haus für Neurosekranke» e.V.
7000 Stuttgart 70 (Sonnenberg), Christian-Belser-Straße 75 A

Hahn, H.: Landesversicherungsanstalt Württemberg, Vorsitzender der Geschäftsführung
7000 Stuttgart-W, Rotebühlstraße 133

Halhuber, M. J., Prof. Dr. med.: Medizinaldirektor, Chefarzt der Klinik Höhenried für Herz- und Kreislaufkrankheiten, Landesversicherungsanstalt Oberbayern
8131 Bernried, Klinik Höhenried

Heilmeyer, Ingeborg, Dr. med.:
7800 Freiburg, Sonnhalde 100

Heuser, Hedda, Dr. med.: Medizinjournalistin
5320 Bonn-Bad Godesberg, Büchelstraße 51 c

Holtmeier, H. J., PD Dr. med.: Medizinische Klinik der Universität Freiburg
7800 Freiburg, Hugstetterstraße 55

Hunke, B., Dr. med.:
4500 Osnabrück, Goldstraße 37

Jovanovic, A., Dr. med.:
Rotterdam 2, s-Gravendijkwal 160/E, Niederlande

Kirschner, Ch., Dr. med.: Chefarzt der Kurklinik Hochstaden
5483 Bad Neuenahr, Felix-Rütten-Straße 2

Knobling, Dr. med.: Fürstlich Waldburg-Zeil'sche Krankenanstalten, Oberarzt der Kuranstalt Schwabenland (Orthopädische Abteilung)
7972 Neutrauchburg/Isny

König, K., Prof. Dr. med.: Medizinische Universitätsklinik
7800 Freiburg, Hugstetterstraße 55

Kramer, F., Dr. med.: Gollwitzer-Meier-Institut, Universität Münster
4970 Bad Oeynhausen, Herforder Straße

Kulpe, W., Dr. med.: Oberregierungsmedizinaldirektor, Landesversicherungsanstalt Württemberg
7000 Stuttgart-W, Rotebühlstraße 133

Läpple, Johanna, Dr. phil.: 1. Vorsitzende des Vereins «Haus für Neurosekranke» e. V.
7000 Stuttgart-W, Honoldweg 6

Leppert, H., Dr. med.: Chefarzt des Sanatoriums Kaiserhof
3590 Bad Wildungen, Sanatorium Kaiserhof

Luft, H., Dr. med.: Ärztliche Leitung des Sanatoriums «Sanitätsrat Dr. Schulze-Kahleyss»
6238 Hofheim, Kurhausstraße 15

Mäurer, H.-Chr., Dr. med.: Leiter der Abteilung Grundsatz für Rehabilitation und Heilstätten, Bundesversicherungsanstalt für Angestellte
1000 Berlin 31, Ruhrstraße 2

Machleidt, L., Dr. jur.: Leitender Verwaltungsbeamter der Universität Ulm (MNH)
7900 Ulm, Grüner Hof 5 c

Malzahn, Brigitte, Dipl.-Psych.: Abteilung für Medizin-Soziologie und Sozialpsychologie der Universität Ulm (MNH)
8871 Schloß Reisensburg

Malzahn, P., Dipl.-Psych.: Abteilung für Medizin-Soziologie und Sozialpsychologie der Universität Ulm (MNH)
8871 Schloß Reisensburg

Mannes, H., Dr. med.: Fürstlich Waldburg-Zeil'sche Krankenanstalten, Assistenzarzt der Kuranstalt Schwabenland
7972 Neutrauchburg/Isny

Mansour, O., Dr. med.: Assistenzarzt des Hermann-Josef-Krankenhauses
5140 Erkelenz

Menschig, C., Dr. med.: Früherer Leiter der Abteilung Grundsatz für Rehabilitation und Heilstätten, Bundesversicherungsanstalt für Angestellte
1000 Berlin-Dahlem 33, Harnackstraße 10

Pohlmeier, H., Dr. med.: Oberarzt der Abteilung für Medizin-Soziologie und Sozialpsychologie der Universität Ulm (MNH)
8871 Schloß Reisensburg

Rassi, D., Dr. med.: Universitätsklinik
4400 Münster

Richartz, M., Dr. med.: Psychiatrische Klinik der Medizinischen Hochschule Hannover
3000 Hannover, Königstraße 6

Rieth, E., Dr. phil. Dipl.-Psych.: Direktor des Kurhauses Ringgenhof
7983 Wilhelmsdorf, Kurhaus Ringgenhof

Rohn, M., Dr. jur.: Oberverwaltungsrat an der Bundesversicherungsanstalt für Angestellte
1000 Berlin 31, Ruhrstraße 2

Rütten, E., Dr. med.: Präsident des Deutschen Bäderverbandes
5483 Bad Neuenahr-Ahrweiler

Schlink, G.: Abteilungspräsident der Bundesversicherungsanstalt für Angestellte
1000 Berlin 31, Ruhrstraße 2

Schmädel, D., Dr. phil.: Abteilung für Medizin-Soziologie und Sozialpsychologie der Universität Ulm (MNH)
8871 Schloß Reisensburg

Schneider, Dr. med.: Abteilung für Med. Statistik, Dokumentation und Datenverarbeitung der Universität Ulm (MNH)
7900 Ulm-Wiblingen, Schloßbau

Scholz, J.-F., Dr. med.: Medizinaldirektor, Landesarbeitsamt
7000 Stuttgart, Hölderlinstraße 36

Schulz, H. E., Dr. med. Dr. phil.: Obermedizinaldirektor, Direktor des Nervenkrankenhauses Günzburg
8870 Günzburg, Reisensburger Straße

Schwerdtfeger, B., Dr. med.: Fürstlich Waldburg-Zeil'sche Krankenanstalten, Assistenzarzt der Kuranstalt Schwabenland
7972 Neutrauchburg/Isny

Seidel, H., Dr. med.: Chefarzt des Sanatoriums Schillerhöhe
7016 Gerlingen

Seifert, Th., Dipl.-Psych.: Forschungsstelle für Psychotherapie des Vereins «Haus für Neurosekranke» e. V.
7000 Stuttgart 70 (Sonnenberg), Christian-Belser-Straße 75 A

Sell, K., Dr. med.: Fürstlich Waldburg-Zeil'sche Krankenanstalten, Leitender Abteilungsarzt (Orthopädische Abteilung)
7972 Neutrauchburg/Isny

Siegrist, J., Dr. phil., M. A.: Forschungsbereich Medizin-Soziologie am Institut für Soziologie der Universität
7800 Freiburg, Günterstalstraße 67

Speierer, G.-W., Dr. med. Dipl.-Psych: Abteilung für Medizin-Soziologie und Sozialpsychologie der Universität Ulm (MNH)
8871 Schloß Reisensburg

Steinrücken, H., Dr. med.: Chefarzt des Sanatoriums Glotterbad, Landesversicherungsanstalt Württemberg
7801 Glotterbad

Stocksmeier, U., Dr. phil. Dipl.-Psych.: Arbeitsgruppe kardiologische Langzeitstudien
8131 Bernried, Klinik Höhenried

Strotzka, H., Prof. Dr. med.: Leiter der Sozialpsychiatrie an der Universität Wien
A-1190 Wien, Daringergasse 16/24

Sulik, V., Dr. med.: Fürstlich Waldburg-Zeil'sche Krankenanstalten, Oberarzt der Kuranstalt Schwabenland
7972 Neutrauchburg/Isny

Thomä, H., Prof. Dr. med.: Leiter der Abteilung für Psychotherapie der Universität Ulm (MNH)
7900 Ulm, Parkstraße 14

Tobiasch, V., Prof. Dr. med.: Ärztlicher Direktor der Fürstlich Waldburg-Zeil'schen Krankenanstalten, Chefarzt der Kuranstalt Schwabenland
7972 Neutrauchburg/Isny

Troschke, Jürgen Freiherr v., Dr. med.: Abteilung für Medizin-Soziologie und Sozialpsychologie der Universität Ulm (MNH)
8871 Schloß Reisensburg

Überla, K., Prof. Dr. med. Dipl.-Psych.: Leiter der Abteilung für Med. Statistik, Dokumentation und Datenverarbeitung der Universität Ulm (MNH)
7900 Ulm-Wiblingen, Schloßbau

Uexküll, Th. v., Prof. Dr. med.: Leiter der Abteilung für Psychosomatik der Universität Ulm (MNH)
7900 Ulm, Steinhövelstraße 9

Wachtel, H.-J., Dr. med.: Fürstlich Waldburg-Zeil'sche Krankenanstalten, Chefarzt der Kuranstalt Mechensee
7972 Neutrauchburg/Isny

Waldburg-Zeil, Georg Fürst v.:
7971 Schloß Zeil, über Leutkirch

Waldburg-Zeil, Josef Graf v., Dr. jur.: Geschäftsführer der Fürstlich Waldburg-Zeil'schen Kurverwaltung
7972 Neutrauchburg/Isny

Wannagat, L., Dr. med.: Leitender Arzt der Stoffwechselklinik
6990 Bad Mergentheim, Bismarckstraße 31

Weng, G., Dr. jur.: Fürstlich Waldburg-Zeil'sche Hauptverwaltung
Staatssekretär im Kultusministerium des Landes Baden-Württemberg
7970 Leutkirch, Poststraße 22

Wenzke, H. J., Dr. med.: Fürstlich Waldburg-Zeil'sche Krankenanstalten, Chefarzt der Kuranstalt Malas
8974 Oberstaufen

Werner, J., Dr. med.: Leitender Arzt des Vorsorgehauses Hundseck der Ruhrknappschaft Bochum. Jetzt: Leiter der Abtlg. Praevention, Klinik Höhenried, LVA Oberbayern,
8131 Bernried

Widok, W., Dr. med.: Akademie für Tiefenpsychologie und Psychotherapie
7000 Stuttgart, Hohenzollernstraße

Wittich, G., Dr. med.: Ärztlicher Direktor der Psychosomatischen Klinik Kinzigtal
7614 Gengenbach

Yavuz, F., Dr. med.: Philippusstift-Krankenhaus
4300 Essen-Borbeck

Literatur

Antons, K.: Soziosomatische Kurwirkungen. Z. psychosom. Med. Psychoanal. im Druck.
Antons, K.: Empirische Ergebnisse zur Aggressivität von Alkoholkranken. Brit. J. Addict. 65, 263—272, 1970.
Antons, K., Enke, H., Malzahn, P., und J. v. Troschke: Kursus der medizinischen Psychologie. Urban & Schwarzenberg, München-Berlin-Wien, 1971.
Antons-Brandi, Vera: Einstellungen zum Körpergewicht. Z. psychosom. Med. Psychoanal. 18, 81—94, 1972.
Baier, H.: Die Wirklichkeit der Industriegesellschaft als Krankheitsfaktor. Medizinsoziologische Überlegungen. Hippokrates, 36, 795—803, 1965.
Bales, R. F.: Interaction Process Analysis, Cambridge, 1950.
Basaglia, F. (Hrsg.): Die negierte Institution. Suhrkamp, Frankfurt, 1971.
Bayreuther, H.: Über den Selbstmord in der Nachkriegszeit. Arch. Psychiat. Neurol. 195, 264—284, 1956.
Benedek, J.: Der vergoldete Käfig. Bertelsmann, Gütersloh, 1968.
Blöschl, L.: Grundlagen und Methoden der Verhaltenstherapie. Huber, Bern, 1972.
Blohmke, M.: Die Kur aus sozialmedizinischer Sicht. Arbeitsmed. Sozialmed. Arbeitshyg. 5, 155—162, 1970.
Blohmke, M., Stelzer, O., und Hahn, N.: Die Testung von Kurerfolgen. Mensch und Medizin, 1965.
Blohmke, M., und Aries, W. D.: Testung von physiologischen und psychologischen Kurerfolgen nach einer aktiven Bewegungstherapie. Z. Arbeitsmed. Sozialmed. Arbeitshyg. 12, 437—442, 1967.
Blohmke, M., u. a.: Elektrokardiographische Befunde bei arbeitsfähigen Männern in Ruhe und nach Belastung, zu Beginn und am Ende einer Kur bzw. eines Urlaubs. Arch. f. Kreislaufforschung, 1967.
Cremerius, J.: Die Beurteilung des Behandlungserfolges in der Psychotherapie. Springer, Berlin-Göttingen-Heidelberg 1962.
Degenhard, B.: Mehr Informationen über Rehabilitation. Schleswig-Holsteinisches Ärzteblatt, 91—92, 1971.
Delius, L.: Soziale Gesundheitsmaßnahmen u. medizinischer Fortschritt. Arbeitsmed. Sozialmed. Arbeitshyg. 2, 426—431, 1967.
Delius, L., u. J. Fahrenberg: Psychovegetative Syndrome. Thieme, Stuttgart, 1966.
Dörner, K.: Bürger und Irre. Europäische Verlagsanstalt, Stuttgart, 1971.
Dührssen, A.: Psychotherapie bei Kindern und Jugendlichen. Vandenhoeck und Ruprecht, Göttingen, 1960.
Dührssen, A.: Katamnestische Ergebnisse bei 1004 Patienten nach analytischer Psychotherapie. Z. psychosom. Med. 8, 94—113, 1961.
Dührssen, A., u. E. Jorswiek: Eine empirische statistische Untersuchung zur Leistungsfähigkeit psychoanalytischer Behandlung. Nervenarzt 36, 166—169, 1965.

DURKHEIM, E.: Le suicide, Paris, 1897. Der Selbstmord, Luchterhand, Neuwied, 1969.

ENGELHARDT, K.: Der Patient in seiner Krankheit. Thieme, Stuttgart, 1971.

ENKE, H.: Soziale Bezüge: Über die Relativität psychotherapeutischer Diagnostik durch soziale Rollen des Therapeuten. Prax. Psychother. *14*, 18—27, 1969.

ENKE, H.: Regressive Tendenzen des Patienten im Krankenhaus. Prax. Psychother. *15*, 210—220, 1970.

ENKE, H.: Die Struktur des Krankenhauses und der sogenannte Leichtkranke. Therapiewoche, *17*, 1243—1248, 1967.

ENKE, H.: Patientenselbstverwaltung und Gruppenpsychotherapie in der psychosomatischen Klinik. Therapiewoche, *16*, 756—760, 1966.

ENKE, H.: Die sozialmedizinische Forschung in der BRD und ihre gesundheitspolitischen Möglichkeiten. Arbeitsmed. Sozialmed. Arbeitshyg. *45*, 23—33, 1972.

ENKE, H., und R. GÖLLNER: Kurmaßnahmen als Forschungsgegenstand. Ulmer Forum, *13*, 49—53, 1970.

ENKE, H., und BRIGITTE MALZAHN (Hrsg.): Klinische Rehabilitation. Hippokrates Verlag, Stuttgart, 1970.

ENKE-FERCHLAND, E.: Gruppenstrukturen und Therapeuteneinfluß in der Klinik. Gruppenpsychother. Gruppendyn. *3*, 38—46, 1969.

ENKE-FERCHLAND, EDITHA, WITTICH, G. H., und E. WOLPERT: Untersuchungen zur Gruppendynamik einer Psychosomatischen Kurklinik. Arbeitsmed. Sozialmed. Arbeitshyg. *2*, 446—449, 1967.

ENKE-FERCHLAND, EDITHA: Die Verweildauer als Strukturierungsmerkmal in der psychosomatischen Klinik. Gruppenpsychother. Gruppendyn. *2*, 124—134, 1967.

ENKE-FERCHLAND, E.: Soziologische und psychoanalytische Aspekte der Krankenhausstruktur. In: ECKARDT, W., und NATHAN, M. (Hrsg.): Planung im Gesundheitswesen. Schnelle, Quickborn, 1970.

ENKE-FERCHLAND, E., und ENKE, H.: Soziopsychologische Probleme bei stationären Heilmaßnahmen. In: WANNAGAT, K. (Hrsg.): Die akute Hepatitis, Thieme, Stuttgart, 1971.

ERNST, K.: Die Prognose der Neurosen. Springer, Berlin-Göttingen-Heidelberg, 1959.

EYSENCK, H. J.: The effects of psychotherapy. In: Handbook of abnormal psychology. Pitman, London, 1960.

EYSENCK, H. J.: The effects of psychotherapy, an evaluation. J. cons. Psychol. *16*, 319—330, 1952.

FAHRENBERG, G. J.: Eine statistische Analyse funktioneller Beschwerden. Z. f. Psychosom. Med. *12*, 78—85, 1966.

FAHRENBERG, J., u. M. MYRTEK: Ein kritischer Beitrag zur psychophysiologischen Persönlichkeitsforschung. Z. exp. angew. Psychol. *13*, 222—237, 1966.

FAHRENBERG, J. u. L. DELIUS: Eine Faktorenanalyse psychischer und vegetativer Regulationsdaten. Nervenarzt, *34*, 437—445, 1963.

FERBER, Ch. v.: Die modernen Befindlichkeitsstörungen aus der Sicht des Soziologen. Arbeitsmed. Sozialmed. Arbeitshyg. *1*, 4—7, 1968.

FERBER, Ch. v.: Gesundheit und Gesellschaft. Haben wir eine Gesundheitspolitik? Kohlhammer, Stuttgart, 1971.

FERBER, Ch. v.: Vom Nutzen der Soziologie für die Medizin. Arbeitsmed. Sozialmed. Arbeitshyg. *8*, 213—217, 1970.

FERBER, Ch. v.: Medizin u. Sozialkur, die Kur aus der Sicht des Soziologen. Z. angew. Bäder- u. Klimaheilk. *17*, 320—331, 1970.
FINZEN, A.: Zur Lage der Medizinsoziologie in der BRD. Hippokrates *41*, 539—540, 1970.
FINZEN, A.: Dezentralisierung der psychiatrischen Krankenversorgung. Nervenarzt, *43*, 37—44, 1972.
FREUDENBERG, R. K.: Das Anstaltssyndrom und seine Überwindung. Nervenarzt, *33*, 165 bis 172, 1962.
FREYBERGER, H., und STRUBE, K.: Psychosomatische Aspekte der Fettsucht, Psyche, *16*, 561, 1962/1963.
GASTAGER, H.: Die Rehabilitatioen des Schizophrenen. Huber, Bern, 1965.
GASTAGER, H., u. R. SCHINDLER: Rehabilitationstherapie bei Schizophrenen. Nervenarzt, *32*, 368—374, 1961.
GERCKE, W.: Methoden und Ziele der Rehabilitation im Wandel der sozialen Sicherung. Arbeitsmed. Sozialmed. Arbeitshyg. *42*, 31—42, 1969.
GERCKE, W.: Prävention, Rehabilitation, Berufsunfähigkeit, Erwerbsunfähigkeit in den Rentenversicherungen der Arbeiter und Angestellten, 2. Aufl. Banaschewski-Verlag, München-Gräfelfing, 1962.
GERCKE, W.: Sozial- und Versicherungsmedizin. Ein Beitrag zur Reform der sozial- und versicherungsmedizinischen Ausbildung durch die medizinischen Fakultäten. Dtsch. Rentenversich., 180—183, 1962.
GERCKE, W.: Aufgaben der praktizierenden Ärzteschaft in Zusammenarbeit mit der Landesversicherungsanstalt Württemberg. Ärzteblatt Baden-Württemberg, 1965.
GERCKE, W.: Rehabilitation, Gemeinschaftsinteresse, Gemeinschaftsaufgabe. Mitteilungen der LVA Württemberg, 1967.
GERCKE, W.: Sozialmedizinische Begutachtung und Rehabilitation. Mitteilungen der LVA Württemberg, 1968.
GERCKE, W.: Aufgaben der praktizierenden Ärzteschaft in der Zusammenarbeit mit der Rentenversicherung. Dtsch. Rentenversich., 1969.
GERCKE, W.: Ist der Praktiker «der» Sozialmediziner? Z. f. All. Md. *46*, 575, 1970.
GERCKE, W.: Vor- und Nachbehandlung des Rehabilitationspatienten durch den Arzt in freier Praxis. Phys. Med. Rehab., 81—85, 1971.
GERCKE, W.: Methodische Gesichtspunkte für eine Erfolgsbeurteilung der Heilmaßnahmen der Rentenversicherungsträger. Dtsch. Rentenversich., 1965.
GERCKE, W.: Heilkur in der sozialen Gesetzgebung. Z. angew. Bäder u. Klimaheilk. *18*, 6—15, 1966.
GERCKE, W.: Kurerfolg in versicherungsrechtlicher Sicht, in: Teichmann, W. (Hrsg.), Kurverlaufs- und Kurerfolgsbeurteilung, Sanitas, Wörishofen, 1968.
GÖLLNER, R., D. SALVINI: Untersuchungen mit dem Freiburger Persönlichkeitsinventar bei stationären Psychotherapiepatienten. Z. f. Psychosom. Med. u. Psychoanal. *17*, 179—186, 1971.
GORALEWSKI, G.: Sind Heilverfahren und Badekuren reformbedürftig? Soziale Sicherheit *2*, 258—268, 1970.
HÄFNER, H.: Der Einfluß von Umweltfaktoren auf das Erkrankungsrisiko für Schizophrenie. Ein Beitrag über Forschungsergebnisse zur Frage der sozialen Ätiologie. Nervenarzt *42*, 557—568, 1971.
HÄFNER, H.: Rehabilitation bei Schizophrenen. Nervenarzt *39*, 385—389, 1968.

HÄFNER, H.: Seelische Gesundheit in der Gemeinde. Sonderdruck aus Caritas 70, Freiburg, 1970. Jahrbuch des Deutschen Caritasverbandes.

HÄFNER, H.: Sozialpsychiatrische Einrichtungen in den USA und Kanada. Sozialpsychiat. *1*, 206—208, 1966.

HÄFNER, H.: Gutachten über Struktur und Organisation einer neu zu bauenden psychiatrischen Universitätsklinik. Sozialpsychiat. *2*, 189—196, 1967.

HÄFNER, H., B. VOGT-HEYDER und D. v. ZERSSEN: Erfahrungen mit Schizophrenen in einem gleitenden klinischen Behandlungs- und Nachsorgesystem. Z. Psychother. med. Psychol. *15*, 97—105, 1965.

HÄFNER, H., REIMANN, H., IMMICH, H., und H. MARTINI: Inzidenz seelischer Erkrankungen in Mannheim, 1965. Soz. Psychiat. *4*, 126—135, 1969.

HÄFNER, H., u. D. v. ZERSSEN: Soziale Rehabilitation, ein integrierender Bestandteil psychiatrischer Therapie. Nervenarzt, *35*, 242—248, 1964.

HÄUSLER, S.: Medikamentation und Rehabilitation in der Hand des praktischen Arztes. Arbeitsmed. Sozialmed. Arbeitshyg. *44*, 86—89, 1971.

HALHUBER, M. J.: Frührehabilitation nach Herzinfarkt? Bayer. Ärztebl. *25*, 1159—1167, 1970.

HALHUBER, M. J.: Vorbeugung und Wiederherstellung bei Herz- und Kreislauferkrankungen. Bayer. Landesärztekammer, München, 1967.

HOCHREIN, M., und J. SCHLEICHER: Myokardinfarkt und berufsbedingte Koronarrisiken. Arbeitsmed. Sozialmed. Arbeitshyg. *12*, 324—331, 1970.

HOCHREIN, M., und J. SCHLEICHER: Zu den Ursachen der Fettleibigkeit. Ärztl. Praxis *18*, 57—62, 1966.

HOFSTÄTTER, P. R.: Einführung in die Sozialpsychologie. Kröner, Stuttgart, 1963.

HOPPE, R.: Soziologische und sozialpsychologische Probleme des TBC-Kranken in unserer Zeit. Beitr. Klin. Tuberk. *127*, 72—81, 1963.

HOPPE, R.: Soziologie des TBC-Krankenhauses. Hippokrates (Stuttgart) *35*, 689—692, 1964.

KAUPEN-HAAS, HEIDRUN: Stabilität und Wandel ärztlicher Autorität. Eine Anwendung soziologischer Theorie auf Aspekte der Arzt-Patient-Beziehung. Enke, Stuttgart, 1969.

KISKER, K. P.: Medizin in der Kritik. Abgründe einer Krisenwissenschaft. Enke, Stuttgart, 1971.

KLEINSCHMIDT, Th.: Zur Systematik unter der Kur und in der Kur-Vorperiode. Methodologische Aspekte des Kurmißerfolgs. Arbeitsmed. Sozialmed. Arbeitshyg. *12*, 431—448, 1967.

KULPE, W.: Zur Beurteilung des Kurerfolges bei den Heilmaßnahmen der sozialen Rentenversicherung. LVA-Württemberg-Mitteilungen *59*, 1967.

LEWIN, K.: Field theory in social science. Harper Brothers, New York, 1951.

LIDZ, TH.: Familie und psychosoziale Entwicklung. S. Fischer, Frankfurt, 1971.

LOCH, W.: Vegetative Dystonie, Neurasthenie und das Problem der Symptomwahl. Psyche, *13*, 49—67, 1959/60.

MALAN, D. H.: Psychoanalytische Kurztherapie. Huber-Klett, Bern-Stuttgart, 1965.

MASARYK, T.: Der Selbstmord als soziale Massenerscheinung. Konegen, Wien, 1878.

MAUCH, G., und R. MAUCH: Sozialtherapie und sozialtherapeutische Anstalt. Thieme, Stuttgart, 1972.

MELZER, E.: Die persönliche Einstellung des TBC-Kranken zur Heilstättenbehandlung. Beitr. Klin. Tuberk. *127*, 93—98, 1963.

Meyer, J. E.: Die Gesellschaft und ihre psychisch Kranken. Vandenhoeck & Ruprecht, Göttingen, 1968.
Mirsky, A. J.: Körperliche, seelische und soziale Faktoren bei psychosomatischen Störungen. Psyche *15*, 26—31, 1961.
Mitscherlich, A., et al. (Hrsg.): Der Kranke in der modernen Gesellschaft. Kiepenheuer & Witsch, Köln-Berlin, 1967.
Noelle-Neumann, E.: Umfragen in der Massengesellschaft. Einf. in die Methoden der Demoskopie. Rowohlt, Hamburg, 1963.
Ödegard, Ö.: Die Epidemiologie der Psychosen. Nervenarzt *42*, 569—575, 1971.
Pflanz, M.: Sozialer Wandel und Krankheit. Ergebnisse und Probleme der medizinischen Soziologie. Thieme, Stuttgart, 1962.
Ploeger, A.: Die therapeutische Gemeinschaft in der Psychotherapie und Sozialpsychiatrie. Thieme, Stuttgart, 1972.
Pöldinger, W.: Die Abschätzung der Suizidalität. Eine medizinisch-psychologische und medizinisch-soziologische Studie. Huber, Bern-Stuttgart, 1968.
Pohlmeier, H.: Soziologie der Depression. Z. psycho-som. Med. Psychoanal. im Druck.
Pohlmeier, H.: Depression und Selbstmord. Manz Verlag, München, 1971.
Preuss, H. G. (Hrsg): Analytische Gruppenpsychotherapie. Grundlagen und Praxis. Urban & Schwarzenberg, München-Berlin-Wien, 1966.
Regli, J.: Seelische Betreuung der TBC-Patienten. Beitr. Klin. Tuberk. *121*, 489—493, 1957.
Richter, H. E.: Die Gruppe. Rowohlt, Hamburg, 1972.
Rohde, J. J.: Soziologie des Krankenhauses. Enke, Stuttgart, 1962.
Rohde, J. J.: Probleme der sozialen Situation des TBC-Kranken. Beitr. Klin. Tuberk. *127*, 55—72, 1963.
Schaefer, H., und Maria Blohmke: Sozialmedizin. Thieme, Stuttgart, 1971.
Schelsky, H.: Die Soziologie des Krankenhauses im Rahmen einer Soziologie der Medizin. Krankenhausarzt, *31*, 169—181, 1958.
Schipperges, H.: Ausbildung zum Arzt von morgen. Thieme, Stuttgart, 1971.
Schipperges, H.: Moderne Medizin im Spiegel der Geschichte. Thieme, Stuttgart, 1971.
Shepherd, M.: Epidemiologische Psychiatrie. Nervenarzt *42*, 505—510, 1971.
Siegrist, J.: Das Consensus-Modell. Studien zur Interaktionstheorie und zur kognitiven Sozialisation. Enke, Stuttgart, 1970.
Siegrist, J.: Belastungen der Arbeitssituation bei Angestellten. Landarzt *47*, 1037—1040, 1971.
Siegrist, J., und H. Bertram: Schichtspezifische Variationen des Krankheitsverhaltens. Soziale Welt *20/21*, 206—218, 19170/71.
Spiegel, E.: Die Struktur der Meinungsverteilung im sozialen Feld. Huber, Bern, 1961.
Stern, E.: Die Psyche des Lungenkranken. Berlin, 1954.
Strotzka, H.: Einführung in die Sozialpsychiatrie. Rowohlt, Hamburg, 1965.
Tausch, R.: Gesprächspsychotherapie. Vandenhoeck & Ruprecht, Göttingen, 1970.
Teichmann, W. (Hrsg.): Kurverlaufs- und Kurerfolgsbeurteilung. Sanitas, Wörishofen, 1968.
Troschke, J. v.: Medizin-soziologische Überlegungen zur Definition von Krankheit und Gesundheit. Prakt. Arzt *6*, 1—4, 1971.
Troschke, J. v.: Verhaltensstörungen bei Kindern nach einem kurzen Krankenhausaufenthalt. Z. Psychother. med. Psychol. *22*, 45—54, 1972.

VALENTIN, H., KLOSTERKÖTTER, W., LEHNERT, G., PETRY, H., RUTENFRANZ, J., und H. WITTGENS: Arbeitsmedizin. Thieme, Stuttgart, 1970.
WANNAGAT, L. (Hrsg.): Die akute Hepatitis. Thieme, Stuttgart, 1971.
WANNENWETSCH, E.: Heilbehandlung durch Rentenversicherungsträger. Dtsch. Rentenversich., 1965.
WANNENWETSCH, E.: Die Methodik der Kurerfolgsbeurteilung. Ärztliche Praxis 23, 2765 bis 2768, 1971.
WEIZSÄCKER, V. v.: Soziale Krankheit und soziale Gesundung, 2. Aufl. (1. Aufl. 1930). Vandenhoeck & Ruprecht, Göttingen, 1955.
WERKÖ, L.: Ann. intern. Med., 74, 278—288, 1971.
WIEDEMANN, E.: Die Medizin in der beruflichen Rehabilitation, Standortbestimmung und Zukunftsprojektion. Medicus-Verlag, Berlin, 1970.
WING, J. K.: Social treatment, rehabilitation and management of schizophrenia. In: Coppen, B., and Walk, B. (edts.): Recent development in schizophrenia Headley, Ashford, 1967.
ZERSSEN, D. v. und H. HÄFNER: Das Zusammenwirken von Soziotherapie, individueller Psychotherapie und somatischer Therapie auf einer psychiatrischen Rehabilitationsstation. 3. Int. Symp. Psychother. Schizophrenie, Lausanne 1964. Karger, Basel-New York, 1965.
ZERSSEN, D. v. und B. VOGT-HEYDER: Schwierigkeiten und Gefahren bei der Rehabilitation Schizophrener. Z. Psychother. med. Psychol. 19, 126—135, 1969.